ANÁLISIS DE SANGRE

Interpretación para profesionales de las medicinas alternativas

© ADOLFO PÉREZ AGUSTÍ (2018)

Contacto: edicionesmasters@gmail.com

ISBN: 978-84-96319-75-2 Madrid (Spain)

Los análisis de sangre, son una de las herramientas básicas de un médico. Lejos está ya esa época en la cual los médicos diagnosticaban sus pacientes a través de la observación y las respuestas de los pacientes a las preguntas. Hoy en día, contamos con una amplia gama de opciones de pruebas para elegir, entre las cuales se encuentran los análisis de sangre.

Los análisis de sangre permiten a un médico ver una descripción detallada de todos los marcadores de la enfermedad, los nutrientes y productos de desecho en la sangre, así como la forma en que varios órganos (por ejemplo, los riñones y el hígado) están funcionando.

Consciente de su alto valor diagnóstico, he desarrollado una síntesis de los marcadores más habituales dirigida a los profesionales de las medicinas alternativas, esperando que les sea de utilidad. No obstante, insto a los profesionales a que no establezcan diagnósticos utilizando solamente estos análisis, pues son solamente una orientación.

ANÁLISIS DE SANGRE

Interpretación para profesionales de las medicinas alternativas

Autor: Adolfo Pérez Agustí

CAPÍTULO 1
Qué podemos esperar de un análisis de sangre

Las pruebas de laboratorio son herramientas útiles para evaluar el estado de salud de un individuo, pero debe considerarse el término "Rango saludable" en su justa medida, pues esos valores pueden estar fuera por muchas razones. Estas variaciones pueden deberse a cosas tales como la raza, la preferencia dietética, la edad, el sexo, el ciclo menstrual, el grado de actividad física, los problemas de recolección y / o manipulación de la muestra, el sistema propio del laboratorio, además de los medicamentos con o sin receta, el consumo de alcohol y una serie de factores no relacionados con la enfermedad. Todos los resultados inusuales o anormales se deben evaluar dentro del contexto de salud y enfermedad. No es posible diagnosticar o tratar cualquier enfermedad o problema con un análisis de sangre por sí solo. Puede, sin embargo, ayudar a aprender más sobre el enfermo y detectar posibles problemas en las primeras etapas, cuando el tratamiento o los cambios en los hábitos personales pueden ser más eficaces.

Tan es así, que el 5% de los pacientes sanos quedan fuera del Rango saludable, incluso cuando no hay nada malo con ellos. Por lo tanto, una prueba anormal no necesariamente significa que hay algo mal. Estadísticamente, si se realizan 20 ó 30 pruebas individuales como parte de un grupo especial, las posibilidades son que en 1 ó 2 estarán ligeramente fuera del Rango saludable. El profesional experimentado interpretará si estos cambios son significativos. Además, y esto es muy importante, aunque el laboratorio indique aquellos marcadores que están fuera del Rango saludable, debemos tener igualmente en cuenta aquellos que están al límite de lo "normal", pues seguramente están indicándonos la evolución de una enfermedad que en poco tiempo será manifiesta.

Pruebas de la química sanguínea

Las pruebas de la química sanguínea se definen simplemente como la identificación de las numerosas sustancias químicas que se encuentran en la sangre, y muchas de estas pruebas se realizan en el suero derivado de sangre entera; el líquido que queda después de que la sangre entera se ha coagulado en el tubo de muestra, aunque algunas se hacen en otras partes de la sangre.

Muchos laboratorios utilizan ahora sistemas electrónicos automatizados, como el Analizador múltiple secuencial (SMA) 12/60 y el analizador múltiple secuencial con ordenador (SMAC). Estas máquinas se utilizan para los procedimientos de la química sanguínea, procedimientos serológicos, bacteriológicos y otros procedimientos. Estos sistemas realizan estudios de sangre rápidamente, económicamente, y de forma global, pudiendo detectar anormalidades insospechadas e indicar la necesidad de pruebas adicionales.

El SMAC puede realizar de 20 a 40 determinaciones bioquímicas en 120 muestras de suero en una hora y perfiles completos de la química de la sangre en un tiempo corto y con muy poca sangre.

Algunas de las pruebas más comunes no requieren ninguna preparación especial. Sin embargo, algunas otras tendrán requisitos específicos, tales como restricciones dietéticas o restricción de medicamentos. Para algunas pruebas, como las hormonas, el estrés debe ser evitado antes de la prueba.

Nuestra sangre

Cantidad de sangre: 4,5 y 6 litros

Misión: trasportar el oxígeno y los nutrientes a todas las células del cuerpo, así como eliminar el dióxido de carbono y otras sustancias de desecho.

Plasma: 78%

Misión: sustancia compleja cuyo componente principal es el agua. También contiene proteínas plasmáticas, sustancias inorgánicas (como sodio, potasio, cloruro de calcio, carbonato y bicarbonato), azúcares, hormonas, enzimas, lípidos, aminoácidos y productos de degradación como urea y creatinina.

¿"Rango saludable" "Rango saludable" o "Valores de referencia"?

"Su resultado no es normal", puede ser un comentario del médico cuando mira el informe de sus resultados. En ese momento, sí que estamos enfermos de verdad. Pero ¿qué significa exactamente "no es normal" o está "fuera del rango de normalidad"? ¿Debe ser un motivo de preocupación? La respuesta, en pocas palabras, es que un resultado fuera del rango de normalidad es sólo una señal de que su caso debe estudiarse más. Posiblemente ni siquiera esté enfermo, al menos de momento.

Los resultados de los análisis, como los de todas las pruebas diagnósticas médicas, sólo se pueden entender una vez que se han encajado todas las piezas. Sirva como ejemplo uno de los indicadores clínicos más simples, como es la frecuencia cardiaca, el pulso. Si nos la medimos en reposo, poniendo los dedos en una zona donde se note el pulso (la arteria radial de la muñeca), y contando las pulsaciones durante un minuto, la mayoría de la gente sabe que la frecuencia cardiaca promedio es alrededor de 70 pulsaciones por minuto, algo más los niños y menos los ancianos. Los deportistas o quienes están ya en buena forma física, tienen un pulso considerablemente inferior (60 o menos). Por otro lado, si nos agotamos físicamente es posible que llegue hasta los 120 latidos por minuto o más.

Lo importante no es estar dentro de un rango universal, sino en nuestro rango de normalidad. Fuera de este contexto, cualquier observación carece de sentido. Por ello, se emplea lo que se denomina "intervalo de referencia" que ahora explicaremos.

¿Qué es un intervalo de referencia?

Para la mayoría de las pruebas de laboratorio, el significado de un resultado depende del contexto en el cual se interprete y los resultados van acompañados por un intervalo de referencia determinado en un gran número de personas sanas (diferente edad y sexo) y calculando estadísticamente lo que se puede considerar habitual en esta muestra.

Cuando se examina los resultados de una misma prueba, pero en diferentes poblaciones, rápidamente uno se puede dar cuenta de que lo que es normal en una población puede no serlo en la otra. También hay diferencias en el embarazo, en quienes toman suplementos dietéticos, en los vegetarianos, etc. De todas maneras, le instamos a que no confunda "normal" con "habitual". La semántica debe considerarse en su justa medida y aunque estos dos términos nos parezcan que hablan de lo mismo, no es así. Lo habitual se refiere a un contexto de personas o grupos, mientras que lo normal es referido de forma individual.

Efecto de la edad y el sexo

Para muchas pruebas de laboratorio no existe un único intervalo de referencia aplicable a todo el mundo, debido a que los parámetros analizados pueden quedar afectados por la edad y el sexo del paciente, así como por otras situaciones. De ahí la necesidad de establecer, en muchos casos, distintos valores de referencia para los diferentes grupos de edad.

Otros factores que pueden afectar a los resultados

A pesar de que los laboratorios normalmente informan de los resultados junto con los valores de referencia asociados a la edad y al sexo, el médico deberá interpretar estos resultados basándose también en su propia experiencia y en el conocimiento que tenga del paciente, considerando cualquier tratamiento farmacológico que se esté tomando, así como las situaciones patológicas actuales y previas.

Hay otros factores adicionales que pueden afectar a los resultados, como: el consumo de cafeína, tabaco, alcohol, suplementos nutricionales, plantas medicinales, la dieta (vegetariana o rica en carnes), situaciones de estrés o de ansiedad, o el embarazo, así como el ejercicio físico previo. También afecta la posición adoptada cuando se extrae la muestra sanguínea, la altitud del lugar y el trabajo laboral.

Pruebas sin valor de referencia

Para algunas pruebas como el colesterol total, no hay que considerar un valor normal, sino solamente si el resultado cae por encima o por debajo del punto de corte establecido anteriormente en 220 mg/dL (5.71 mmol/L) y ahora en 200. Esta bajada en la cifra óptima, la analizaremos después.

En resumen, los valores de referencia deberían de ser propios del laboratorio que los realiza. Cada laboratorio usa diferentes tipos de instrumentación y diferentes métodos de análisis.

GRUPOS SANGUÍNEOS Y TRANSFUSIONES

El sistema ABO se utiliza clínicamente para delimitar el uso de sangre para transfusiones, con el fin de asegurar la compatibilidad.

Determinación de los principales grupos de sangre de una persona. (Sistema ABO)

Los principales tipos de sangre son: A, B, AB y O.

Esta prueba es rápida y simple. Determina el "principal" tipo de sangre de la persona a ser transfundida. Por supuesto una transfusión no es la única razón por la que una persona puede necesitarla.

La determinación del grupo sanguíneo en el sistema ABO, y otros, implica la identificación de proteínas específicas que se encuentran en la sangre. Los glóbulos rojos tienen un antígeno (proteína) A, B, o AB o ninguno, en la superficie de las células. Estos antígenos, (proteínas) hacen que la sangre de cada persona sea única e independiente el uno del otro.

La determinación del grupo sanguíneo a continuación, clasifica la sangre de las personas de acuerdo a estas proteínas (ABO).

Rh

Prueba de la proteína del factor Rh en la célula de sangre de los glóbulos rojos.

La mayoría de los adultos (85%) tienen el factor Rh en la sangre, (Rh positivo). Sólo un número muy pequeño de personas (15%) no tienen el factor Rh (llamado: Rh negativo)

El factor Rh (antígeno Rh) fue descubierto en 1941 por Landsteiner y Weiner en monos Rhesus. Como la mayoría de las personas llevan el antígeno, rara vez hay problemas con la compatibilidad de la sangre. Sin embargo, puede haber problemas en el caso de eritroblastosis fetal. En este trastorno del segundo recién nacido, la madre Rh negativa se sensibiliza al antígeno Rh. Si las condiciones son adecuadas, el bebé puede estar en un gran problema.

Pruebas cruzadas

Se trata de una prueba de comparación realizada en la sangre entera con el fin de asegurar la compatibilidad de la sangre transfundida.

Puesto que hay muchos anticuerpos conocidos y desconocidos en la sangre, las pruebas de compatibilidad se realizan como un paso final antes de la transfusión de sangre. En pocas palabras, una prueba cruzada implica la mezcla real de una muestra de la sangre del donante con el de la sangre del receptor. Las muestras mezcladas de sangre se observan a continuación para cualquier aglutinación que pueda ocurrir. El proceso tarda de 45 minutos a una hora para ver su reacción.

Algunos de los anticuerpos desconocidos anteriores pueden causar una reacción en el paciente a pesar de que la sangre ha demostrado ser compatible en los sistemas ABO y Rh. Por lo tanto, las dos muestras de sangre se mezclan (cruzadas), y si se produce una reacción, debe haber algún otro antígeno en la RBC, lo cual es incompatible.

CAPÍTULO 2
PRINCIPALES MARCADORES SANGUÍNEOS

ÁCIDO FÓLICO

5'-metiltetrahidrofolato, 5'-MTHF, ácido pteroilglutámico, dihidrofolato, folacina, ácido folínico, vitamina B9.

El folato y el ácido fólico son formas de una vitamina del grupo B soluble en agua. El folato se encuentra naturalmente en los alimentos, y el ácido fólico es la forma sintética de esta vitamina. Entre los alimentos que son naturalmente ricos en folato se encuentran las verduras de hoja (como la espinaca, el brócoli y la lechuga), espárragos, frutas (como los plátanos, melones, limones), habas, levaduras, hongos, carne (hígado y riñón), jugo de naranja y jugo de tomate.

Las mujeres que están embarazadas suelen tomar ácido fólico para prevenir abortos espontáneos y "defectos del tubo neural," como la espina bífida que se producen cuando la columna vertebral del feto y la espalda no cierran durante el desarrollo.

Algunas personas utilizan el ácido fólico para prevenir el cáncer de colon o cáncer del cuello uterino. También se utiliza para prevenir la enfermedad cardíaca y los accidentes cerebrovasculares, así como para reducir los niveles en sangre de una sustancia química llamada homocisteína.

Más recientemente, se emplea para la pérdida de la memoria, la enfermedad de Alzheimer, la pérdida de la audición, la degeneración macular, el envejecimiento acelerado, la osteoporosis, el síndrome de las piernas inquietas, problemas del sueño, depresión, dolores musculares, SIDA, vitíligo, También para reducir los efectos secundarios perjudiciales del tratamiento con metrexol y metotrexano.

Está implicado en la producción del material genético (ADN).

Rango saludable: 2,7 y 17,0 nanogramos por mililitro.

Aumento:

Deficiencia de vitamina B12.

Disminución:

Anemia, incapacidad del intestino para absorber nutrientes adecuadamente. Colitis ulcerosa, enfermedad hepática, alcoholismo, diálisis renal.

Pruebas relacionadas: Homocisteína, vitamina B12 (no tomar alimentos líquidos 6 u 8 horas antes del análisis)

ÁCIDO ÚRICO

El ácido úrico se produce a partir del catabolismo (degradación) de las purinas, elementos químicos que contienen nitrógeno (incluido el ADN) y que se hallan distribuidos en las células del organismo. Las células van liberando purinas a la circulación a medida que envejecen y mueren, aunque también pueden provenir de la digestión de ciertos alimentos como hígado, anchoas, caballa, legumbres secas y algunas bebidas alcohólicas, principalmente cerveza.

Los riñones son los encargados de eliminar por la orina la mayor parte de ácido úrico y el resto se elimina por las heces, salvo patologías especiales en las cuales se deposita en forma de cristales de urato en las partes blandas de las articulaciones.

La prueba mide los niveles de ácido úrico en sangre o en orina, pues la mayor parte del ácido úrico se disuelve en la sangre y viaja luego a los riñones, desde donde sale a través de la orina. También lo podemos encontrar en los cartílagos de las orejas, tendones, hipodermis y bolsas sinoviales, además de ser decisivo en la formación de cálculos renales.

Rango saludable: 3 a 7 mg/100 ml.

Aumento:

La *hiperuricemia* es frecuente en los varones mayores de 45 años y está ocasionada por alteraciones en las enzimas del metabolismo del ácido úrico o por la incapacidad del riñón para eliminar el ácido úrico. Los valores altos se asocian con:

Gota, artritis, problemas renales y el uso de algunos diuréticos.

Acidosis, alcoholismo

Efectos secundarios relacionados con la quimioterapia

Diabetes, ejercicio excesivo

Hipoparatiroidismo, intoxicación por plomo

Leucemia, enfermedad renal quística medular

Nefrolitiasis, policitemia

Dieta rica en purinas

Insuficiencia renal, toxemia del embarazo

Después de la quimioterapia.

Disminución:

La *hipouricemia* puede ocasionar litiasis renal al eliminarse más ácido úrico de lo que el riñón puede asimilar. También en:

Síndrome de Fanconi, dieta baja en purinas

Secreción inadecuada de la hormona antidiurética (ADH)

Enfermedad de Wilson.

Pruebas relacionadas: Análisis de líquido sinovial.

ACIDOSIS

La acidosis es un trastorno del equilibro en la acidez del plasma sanguíneo y por lo general una manifestación de trastornos metabólicos.

La acidosis se produce cuando los riñones y los pulmones no pueden mantener el pH del cuerpo, aunque por lo general pueden compensar ligeros desequilibrios de pH. Sin embargo, los problemas con estos órganos pueden conducir a exceso de ácido corporal.

La acidez de la sangre se mide mediante la determinación de su pH y un pH más bajo significa que la sangre es más ácida, mientras que un pH más alto significa que es alcalina o básica. La acidosis se caracteriza por un pH de 7,35 o inferior y las diferencias en los números pueden ser graves, e incluso puede ser mortal.

Los dos tipos de acidosis son metabólica y respiratoria.

Puede ser producida por:

Aumento en la generación de H+ de origen endógeno como las cetonas. Se trata de compuestos químicos que se producen cuando la insulina en la sangre es escasa y el cuerpo usa la grasa almacenada como fuente de energía. Cuando aparecen en la orina, son indicio de que el cuerpo está usando grasa como fuente de energía en vez de usar glucosa, debido a que no hay suficiente insulina.

También por:

Incapacidad de los riñones para excretar el hidrógeno producido por la ingesta de proteínas.

La pérdida de bicarbonato a través del riñón.

Acumulación de ácido o disminución: significativa de bicarbonato.

Rango saludable: El pH de la sangre debe mantenerse entre 7.35 y 7.45.

Disminución:

Por debajo de 7.35

Acidosis metabólica

Concentración disminuida de HCO3-, debido a pérdidas de HCO3- o a aumentos en la cantidad de ácido. Se distingue en:

Cetoacidosis alcohólica

Cetoacidosis diabética

Insuficiencia renal

Acidosis láctica

Acidosis hiperclorémica

La acidosis metabólica se inicia en los riñones en lugar de los pulmones y se produce cuando no pueden eliminar el ácido suficiente o cuando se deshacen de un exceso de base. Las tres formas principales son:

Cetoacidosis diabética

La acidosis diabética se presenta en personas con diabetes que está mal controlada. Si el cuerpo carece de suficiente insulina, las cetonas se acumulan en su cuerpo y acidifican la sangre.

Acidosis hiperclorémica

Es el resultado de una pérdida de bicarbonato de sodio, una base que ayuda a mantener la sangre neutra. Tanto la diarrea como los vómitos, pueden causar este tipo de acidosis.

Acidosis láctica

Se produce cuando hay demasiado ácido láctico en su cuerpo a causa de uso crónico de alcohol, insuficiencia cardíaca, cáncer, convulsiones, insuficiencia hepática, la falta prolongada de oxígeno, y el bajo nivel de azúcar en la sangre. Incluso el ejercicio prolongado puede conducir a la acumulación de ácido láctico.

En concreto, la acidosis es originada por:

Toxemia – sobredosis de salicilatos (aspirina), metanol, etilenglicol.

Insuficiencia hepática.

Falta de oxígeno por shock, anemia, insuficiencia cardíaca

Convulsiones.

Pérdidas gastrointestinales de bicarbonato, como puede suceder en diarreas prolongadas.

Una dieta alta en grasa y baja en carbohidratos

Insuficiencia renal

Obesidad

Deshidratación

Diabetes.

Cada tipo tiene su propio tratamiento y así, la acidosis hiperclorémica responde al bicarbonato de sodio oral, la acidosis de insuficiencia renal puede ser tratada con citrato de sodio, los diabéticos con cetoacidosis recibir líquidos por vía intravenosa y la insulina para equilibrar su pH y la acidosis láctica mejora con suplementos de bicarbonato, fluidos intravenosos, oxígeno, o, antibióticos, dependiendo de la causa.

Prevención de la acidosis

No se puede impedir por completo la acidosis, pero se puede hacer lo siguiente para reducir el riesgo de acidosis respiratoria: nunca mezclar medicamentos sedantes con alcohol. Dejar de fumar, pues hace que la respiración sea menos eficaz, lo mismo que la obesidad.

Para la acidosis metabólica, se recomienda beber mucha agua y dejar de beber alcohol.

Complicaciones:

Sin un tratamiento, la acidosis puede llevar a las siguientes complicaciones de salud:

Cálculos renales

Problemas renales crónicas

Insuficiencia renal

Enfermedad ósea

Retraso en el crecimiento

Algunos de los síntomas comunes de la acidosis respiratoria incluyen los siguientes:

Fatiga o somnolencia

Cansarse fácilmente

Confusión

Falta de aliento

Somnolencia

Dolor de cabeza

Ictericia

Aumento del ritmo cardíaco

Aliento con olor a fruta, que es un signo de acidosis diabética (cetoacidosis)

La acidosis respiratoria

La acidosis respiratoria se produce cuando hay demasiado CO_2 que se acumula en el cuerpo. Normalmente los pulmones eliminan el CO_2, mientras se respira, sin embargo, a veces el cuerpo no puede deshacerse del CO_2 por:

Enfermedades de las vías respiratorias crónicas, como el asma.

Lesión en el pecho

Obesidad, que puede dificultar la respiración

Mal uso de sedantes

Uso excesivo de alcohol

Debilidad muscular en el pecho

Problemas con el sistema nervioso

Estructura deforme del pecho

Hipercapnia ($PaCO_2 > 44$):

En concreto:

Disminución: de la fracción inspirada de oxígeno (aire viciado, altitud, inhalación de gas hipóxica).

Disminución: de la ventilación pulmonar: traumatismo torácico, derrame pleural, síndrome de Pickwick, narcosis, enfisema, bronquitis crónica obstructiva, asma, insuficiencia respiratoria, edema pulmonar, fibrosis intersticial difusa, Disminución: de la tasa de hemoglobina funcional, tumores cerebrales con la participación de centros responsables del control de la respiración.

Disminución: de la eliminación de CO_2

Disminución: de la frecuencia respiratoria (debida a fármacos o a trastornos del sistema nervioso central).

Disfunción de la función respiratoria por motivos mecánicos, debido por ejemplo a traumatismos o a la presencia de un neumotórax (presencia anómala de aire entre los pulmones y la caja torácica).

Enfermedades neuromusculares (miastenia gravis, botulismo, esclerosis lateral amiotrófica, síndrome de Guillan-Barré.)

Obstrucción de las vías aéreas (por alimentos, por cuerpos extraños).

Enfermedades pulmonares.

Escoliosis.

Las cantidades excesivas de CO_2 en el organismo causadas por una reducción en la respiración, suelen ser frecuentes cuando hay acumulación de cuerpos cetónicos en la diabetes mellitus no controlada.

Fármacos tranquilizantes combinados con alcohol.

Apnea del sueño

Obesidad intensa

Los tratamientos para esta condición generalmente están diseñados para ayudar a los pulmones. Por ejemplo, se le puede dar medicamentos para dilatar las vías respiratorias. También puede que le pongan un dispositivo de vía aérea para mantener una continua presión (CPAP) u oxígeno en casos de vía aérea obstruida o debilidad muscular.

Rango saludable:

No compensada: bicarbonatos normales, pH <7,35

Parcialmente compensada: bicarbonatos altos, pH <7,35

Compensada: bicarbonatos altos, Ph >7,35

Aumento:

Por parte de los riñones en la retención de HCO3 y la excreción de ácido.

Disminución:

Inferior a 7,35. Compensación mediante aumento de la frecuencia respiratoria para aumentar la eliminación de CO2.

Acidosis láctica

El ácido láctico es un subproducto que se forma cuando se degradan almidones y azúcares en el organismo. Por lo general, los niveles de ácido láctico son cuidadosamente regulados por el hígado, pero con relativa frecuencia se producen pequeños aumentos del mismo (denominados hiperlactatemia), sobre todo después de hacer ejercicio. Luego vuelven a la normalidad de manera espontánea. Si alcanzan niveles más altos, existe el riesgo de que se produzca acidosis láctica, que es más rara y un efecto secundario potencialmente fatal.

La acumulación de ácido láctico, puede ser provocada por ausencia prolongada de oxígeno, ejercicio, alcohol, insuficiencia hepática, etc.

Las causas habituales son:

SIDA

Cáncer

Insuficiencia renal

Insuficiencia respiratoria

Sepsis

La acidosis láctica es una seria complicación del tratamiento con metformina que es más frecuente en casos de insuficiencia renal y otros procesos intercurrentes.

Síntomas

Cansancio inexplicable, a menudo intenso

Malestar (vómitos) y náuseas

Dolor de estómago, abdomen y/o hígado

Pérdida de peso inexplicable

Dificultad respiratoria

Mala circulación sanguínea: manos o pies fríos o piel de color azulado

Aparición súbita de neuropatía periférica

Aumento:

Si los niveles de ácido láctico son superiores a 45 mg/dl (5 mmol) y hay síntomas o si los niveles son superiores a 90 mg/dl (10 mmol), es necesario interrumpir inmediatamente la medicación.

Los medicamentos contra el VIH pertenecientes a la clase de los inhibidores de la transcriptasa inversa, pueden causar acidosis láctica.

Pruebas relacionadas:

(Igualmente en alcalosis)

Glucosa- para detectar y/o monitorizar una diabetes

Lactato- un aumento de su concentración indica acidosis láctica

Cetonas- un aumento de su concentración indica cetoacidosis

Osmolalidad- evalúa el equilibrio hídrico y puede emplearse si se cree que la concentración de sodio está disminuida o en casos de intoxicación con sustancias como metanol y etilenglicol.

Drogas de abuso- para detectar una o varias sustancias que se hayan consumido.

Hemograma- un aumento marcado del recuento de leucocitos puede indicar una Sepsis.

Urianálisis- permite averiguar la causa del desequilibrio ácido-base.

Más del 50% de las personas que obtienen resultados altos vuelve a la normalidad en el análisis de confirmación.

Un estudio reveló que la administración de dosis elevadas del complejo vitamínico B junto con L-carnitina (ambos por vía intravenosa) hasta la normalización de los niveles de lactato, mejoraron las posibilidades de supervivencia de las personas.

Los antioxidantes pueden ayudar a superar la toxicidad mitocondiral y el uso de suplementos antioxidantes por vía oral (como vitamina C, o el complejo de la vitamina B, L-carnitina o coenzima-Q) pueden ser útiles.

ACTH

Corticotropina (ACTH) altamente sensible; Hormona adrenocorticotrófica; Hormona adrenocorticotrófica en suero.

La principal función de la corticotropina es regular la hormona esteroide cortisol, la cual es segregada por la glándula suprarrenal. Esta hormona regula la presión arterial y el azúcar en la sangre.

En caso de que existan alteraciones de las concentraciones de ACTH y/o de cortisol, se solicitarán seguramente pruebas adicionales para poder determinar la causa de esta alteración. A menudo resulta útil para el diagnóstico monitorizar los cambios en los niveles de cortisol cuando se administra cierto tipo de fármacos con capacidad para estimular o suprimir la producción hormonal.

Se realizarán pruebas: Si se sospecha que la producción de cortisol es insuficiente. Esta prueba supone la medida de cortisol antes y después de inyectar ACTH sintética. Si las glándulas adrenales funcionan adecuadamente, los niveles de cortisol aumentan después de este estímulo con ACTH. Cuando existe una insuficiencia adrenal o suprarrenal, como en la enfermedad de Addison o en el hipopituitarismo, el cortisol no aumenta. Si los niveles de cortisol están elevados, se realizará una prueba de supresión con dexametasona, para averiguar si el aumento es debido a un exceso de producción de ACTH por la hipófisis. El cortisol se mide antes de administrar dexametasona (glucocorticoide sintético) y después de la administración se realizan medidas seriadas. La dexametasona inhibe la producción de ACTH y consecuentemente, la producción de cortisol debería disminuir en caso de que la causa del exceso tuviera un origen hipofisario.

Rango saludable:

Los valores normales para una muestra de sangre tomada temprano en la mañana son de 9 a 52 picogramos por mililitro (pg/mL).

La interpretación de los resultados es a menudo compleja. Las concentraciones de ACTH y de cortisol varían a lo largo del día. Normalmente, las concentraciones más elevadas y más bajas de ACTH se dan, respectivamente, por la mañana y por la noche. El cortisol sigue un patrón similar, aunque un poco retrasado en el tiempo respecto al patrón de la ACTH. Los trastornos que repercuten sobre la producción de ACTH y de cortisol alteran este ritmo o patrón de producción.

Aumento:

Glándulas suprarrenales que no producen suficiente cortisol, como en la enfermedad de Addison.

Un raro tipo de tumor (páncreas, pulmón o tiroides) que produce demasiada corticotropina, como en el síndrome de Cushing ectópico.

Glándulas endocrinas hiperactivas o formando un tumor (neoplasia endocrina múltiple tipo I).

Glándulas suprarrenales que no producen suficientes hormonas, como en la hiperplasia suprarrenal congénita.

Pueden producirse aumentos de ACTH por la administración de ciertos fármacos como anfetaminas, insulina, levodopa, metoclopramida y RU 486.

El estrés puede hacer aumentar la secreción de ACTH.

También se ha utilizado la ACTH con fines terapéuticos, en el tratamiento de la esclerosis múltiple.

Concentraciones elevadas de cortisol causan síntomas y signos como:

Obesidad, que afecta especialmente al torso y no a brazos y piernas

Cara redondeada

Piel frágil y quebradiza

Estrías abdominales de color púrpura

Debilidad muscular

Acné

Aumento del vello corporal.

Disminución:

Hipófisis que no está produciendo suficientes hormonas, como en el hipopituitarismo.

Tumor de la glándula suprarrenal que produce demasiado cortisol.

Entre los fármacos que hacen disminuir la ACTH se incluye la dexametasona y otros con acción similar a la del cortisol, como prednisona, hidrocortisona, prednisolona, metilprednisolona y acetato de megestrol.

Una producción insuficiente de cortisol suele acompañarse de:

Debilidad muscular

Cansancio

Pérdida de peso

Aumento de la pigmentación cutánea, incluso en zonas no expuestas al sol.

Pérdida del apetito.

Además, suele acompañarse de disminución: de la presión arterial, de los niveles de glucosa y sodio en sangre, y aumento del potasio y del calcio.

La siguiente tabla indica los patrones más comunes de ACTH y de cortisol en diferentes enfermedades que afectan a las glándulas adrenales y la hipófisis.

Enfermedad	Cortisol	ACTH
Enfermedad de Cushing (tumor pituitario productor de ACTH)	Elevado	Elevada
Tumor adrenal	Elevado	Disminuida

ACTH ectópica (ACTH producida por un tumor no hipofisario, normalmente de localización pulmonar)	Elevado	Elevada
Enfermedad de Addison (lesión de la glándula adrenal)	Disminuido	Elevada
Hipopituitarismo	Disminuido	Disminuida

Pruebas relacionadas: Los resultados de las determinaciones de ACTH y de cortisol deben evaluarse conjuntamente.

ADE (ver RDW) Amplitud de la Distribución Eritrocitaria, Intervalo de Distribución de Eritrocitos (IDE)

ADH

Vasopresina, hormona antidiurética

Esta prueba sirve para detectar, diagnosticar y determinar la causa de una deficiencia o de un exceso de hormona antidiurética (ADH); cuando se quiere evaluar el motivo de unos niveles bajos de sodio en sangre (hiponatremia); para distinguir entre los dos tipos de diabetes insípida.

La ADH o vasopresina es una hormona producida por el hipotálamo y almacenada en la parte posterior de la hipófisis. La ADH participa en la regulación del equilibrio del agua en el organismo. Son varios los trastornos, enfermedades y fármacos que pueden repercutir sobre la cantidad de ADH liberada y sobre la respuesta de los riñones a ella.

La deficiencia de ADH suele observarse en el contexto de una diabetes insípida.

Los resultados de la determinación de ADH interpretados aisladamente no son diagnósticos de ninguna enfermedad. Los resultados se deben interpretar junto con la historia clínica, el examen físico y los resultados de otras pruebas. Las deficiencias y los excesos de ADH pueden ser persistentes o transitorios, agudos o crónicos, y pueden ser atribuibles a enfermedades subyacentes, infecciones, trastornos hereditarios o a traumatismos o intervenciones quirúrgicas cerebrales.

Aumento

El aumento de la concentración de ADH suele asociarse a SIADH; este puede ser debido a leucemia, linfoma, cáncer de pulmón, cáncer de páncreas, cáncer de vejiga y cáncer cerebral. Pueden observarse concentraciones moderadamente aumentadas de ADH en el síndrome Guillain-Barré, esclerosis múltiple, porfiria aguda intermitente, fibrosis quística, enfisema, tuberculosis y en la infección por VIH. A veces se solicita la ADH para evaluar la causa de una hiponatremia (disminución de la concentración de sodio en sangre) e identificar un SIADH, aunque no es lo más habitual.

Se observan aumentos de ADH en diabetes insípida nefrogénica, deshidratación, traumatismos y en intervenciones quirúrgicas.

Acetaminofén, metformina, tolbutamida, aspirina, teofilina y fármacos antiinflamatorios no esteroideos.

Disminución:

Diabetes insípida central e incapacidad para concentrar la orina.

Diabetes insípida nefrogénica.

Edad avanzada.

Hipertensión, permanecer en cama.

Litio, Fenitoína.

Pruebas relacionadas: Creatinina, Osmolalidad, Sodio, Urea, Urianálisis.

ALBÚMINA

La albúmina es una proteína que se encuentra en gran proporción en el plasma sanguíneo, siendo la principal proteína de la sangre, y una de las más abundantes en el ser humano. Es sintetizada en el hígado.

Esta proteína simple supone el 50% de las proteínas totales y se valora para analizar el estado nutricional de la persona y la función hepática.

La prealbúmina y la albúmina son moléculas distintas, aunque ambas se producen en el hígado y se han utilizado en la evaluación del estado nutricional. La albúmina se solicita más frecuentemente para investigar si existe enfermedad renal o enfermedad hepática, y en estos casos se mide en sangre. También se puede medir la albúmina en orina (anteriormente conocida como microalbúmina) y en estos casos la proteína constituye un indicador precoz de enfermedad renal.

Funciones:

-Mantenimiento de la presión osmótica.

-Transporte de hormonas tiroideas.

-Transporte de hormonas liposolubles.

-Transporte de ácidos grasos libres. (Esto es, no esterificados)

-Transporte de bilirrubina no conjugada.

-Transporte de muchos fármacos y drogas.

-Unión competitiva con iones de calcio.

-Control del pH.

-Funciona como un transportador de la sangre y lo contiene el plasma.

-Regulador de líquidos extracelulares.

Proteinograma: Se estudia el número total de proteínas y la albúmina.

Tipos:

Seroalbúmina: Es la proteína del suero sanguíneo.

Ovoalbúmina: Es la albúmina de la clara del huevo.

Lactoalbúmina: Es la albúmina de la leche.

Diferencia entre albúmina plasmática o sérica, prealbúmina y albúmina en orina.

A pesar de que los nombres sean similares, la albúmina y la prealbúmina son moléculas totalmente distintas. Ambas son proteínas de síntesis hepática y ambas se emplean para evaluar el estado nutricional, aunque ahora se utiliza para evaluar las funciones renal y hepática. En orina, la prueba de la albúmina en orina (anteriormente conocida como microalbuminuria) permite detectar y medir la cantidad de albúmina en orina y constituye un indicador precoz de daño renal.

Rango saludable: 3,9 a 5,5 g / dl

Aumento:

El aumento en el nivel de albúmina en la sangre puede deberse a:

Deshidratación.

Líquido cefalorraquídeo.

Meningitis bacteriana.

Síndrome de Guillain Barre.

Trauma.

Deshidratación

Dieta rica en proteína

Tener un torniquete puesto por mucho tiempo al sacar una muestra de sangre.

Esteroides anabólicos, andrógenos, hormona del crecimiento e insulina.

Disminución:

Desnutrición.

Enfermedad hepática (por ejemplo, hepatitis o cirrosis que puede causar ascitis).

Síndrome nefrótico: Por aumento en su excreción.

Trastornos intestinales: Pérdida en la absorción de aminoácidos durante la digestión y pérdida por las diarreas.

Enfermedades genéticas que provocan hipoalbuminemia, que son muy raras.

Algunos procedimientos médicos, como la paracentesis.

Los niveles de albúmina en la sangre pueden ocurrir también cuando el cuerpo no obtiene ni absorbe suficientes nutrientes, como:

Después de una cirugía para bajar de peso.

Enfermedad de Crohn

Dietas bajas en proteínas

Esprúe

Enfermedad de Whiplle

Otras afecciones bajo las cuales se puede realizar este examen son:

Quemaduras (extensas)

Enfermedad de Wilson

Prealbúmina (transtiretina-TTR)

La PAB es una glicoproteína sintetizada en el hígado, en menor extensión, en el plexo coroideo del sistema nervioso central (SNC). En razón de su baja concentración en el suero, más de 100 veces menor que la albúmina, ejerce poca influencia sobre el patrón normal de electroforesis. Tiene una vida media corta de aproximadamente de 2 días, lo que la hace un indicador sensible de algunos cambios que afectan sus síntesis y catabolismo. Hasta el presente, sólo se le atribuía una función transportadora de la hormona tiroidea, pues transporta alrededor de una tercera parte de la tiroxina sérica, la triyodotironina (T3) y principalmente para la proteína ligadora del retinol. Su estructura rica en triptófano le confiere una sensibilidad particular a la variación de los niveles de aminoácidos esenciales presentes en el organismo.

La prealbúmina se ha utilizado como marcador del estado nutricional para detectar y diagnosticar estados de malnutrición proteico-calórica, y en la monitorización de personas sometidas a nutrición parenteral total en el caso de NPT, inyección intravenosa de una solución con nutrientes. También se ha utilizado para monitorizar cambios del estado nutricional en personas en hemodiálisis, en el tratamiento de una enfermedad renal.

Sin embargo, también se observan alteraciones de los niveles de la prealbúmina en otras situaciones como inflamaciones, infecciones o traumatismos. Además, es útil para determinar el pronóstico de personas gravemente enfermas, hospitalizadas y/o con riesgo de evolucionar fatalmente. En estos casos la determinación de los niveles de prealbúmina permite iniciar rápidamente un tratamiento de soporte (ya sea nutricional o de otro tipo) para intentar mejorar el pronóstico del enfermo.

En resumen, la prealbúmina puede solicitarse en personas con signos síntomas de malnutrición, o cuando se cree que existe riesgo de desarrollarla y para establecer la gravedad de una enfermedad: cáncer, enfermedades renales, anorexias, diabetes, enfermedades digestivas o sometidos a cirugía mayor, politraumatizados, quemados y prematuros.

Rango saludable: El rango de normalidad de la Prealbúmina es de 17 a 42 mg/dl (4 +-1)

Aumento:

Enfermedad hepática

Atrofia cerebral

Corticosteroides, andrógenos y antiinflamatorios (AINES)

Quimioterapia

Disminución:

De origen ventricular: en bloqueo espinal lumbar

Malnutrición

Enfermedades crónicas o graves

Administración de estrógenos

Inflamación

Traumatismos, quemadas

Hipertiroidismo

Infecciones graves

Ciertos trastornos digestivos.

En concreto: Cáncer, enfermedades renales, diabetes, enfermedades digestivas o sometidos a cirugía mayor, politraumatizados, quemados y prematuros.

Pruebas relacionadas: Hepatopatías, Proteína C reactiva.

ALCALOSIS (ver también pH)

Condición provocada por exceso de base en los líquidos del organismo. Los pulmones y riñones regulan el estado ácido-básico del organismo. La reducción en el nivel de CO_2 o el incremento en el nivel de bicarbonato, crean un estado alcalino excesivo.

Se divide en:

Alcalosis hipoclorémica

Alcalosis metabólica

Alcalosis respiratoria

Alcalosis metabólica

La alcalosis metabólica es el aumento primario en bicarbonato (HCO 3 -) con o sin aumento compensatorio en la presión parcial de dióxido de carbono (P 2 co). El pH puede ser alto o casi normal. Las causas comunes incluyen vómitos prolongados, hipovolemia, el uso de diuréticos, y la hipopotasemia.

La insuficiencia renal que ocasiona débil excreción de HCO 3, debe estar presente para sostener la alcalosis.

Síntomas

Los síntomas y signos en los casos más graves incluyen dolor de cabeza, letargo, y tetania. El diagnóstico se hace por medición de ABG (Gases de la sangre arterial) y medición de electrolitos en suero. La condición subyacente es tratada mediante acetazolamida oral o IV o ácido clorhídrico.

La alcalosis metabólica puede ser:

Cloruro sensible: Implica la pérdida o exceso de secreción de Cl; por lo general se corrige con la administración IV de NaCl que contiene fluido.

No responde al cloruro: no se corrige con los fluidos que contiene NaCl, y por lo general implica severa deficiencia de magnesio y / o deficiencia de potasio o exceso de mineralcorticoides. Las 2 formas pueden coexistir, por ejemplo, en pacientes con sobrecarga de volumen realizado por hipocaliémica al administrar dosis altas de diuréticos.

Causas

La alcalosis metabólica es debida a la acumulación de HCO 3, la pérdida de ácido, administración alcalina, cambio intracelular de iones de hidrógeno (H + -como ocurre en hipopotasemia), o retención de HCO 3.

Independientemente de la causa inicial, la persistencia de alcalosis metabólica indica que los riñones han aumentado la reabsorción de HCO 3-, porque el HCO 3- normalmente se filtra libremente por los riñones y por lo tanto se excreta. La depleción de volumen y la hipopotasemia son los estímulos más comunes para el aumento de HCO 3-, pero cualquier condición que eleve la aldosterona o los mineralcorticoides (que aumentan la reabsorción del sodio [Na] y el potasio [K] y la excreción de H +, puede elevar el HCO 3-. Por lo tanto, la hipopotasemia es tanto una causa como una consecuencia frecuente de la alcalosis metabólica.

Las causas más comunes son la depleción de volumen (en particular cuando comporte la pérdida de ácido gástrico y cloruro de [Cl] debido a los vómitos recurrentes o de succión nasogástrica) y el uso de diuréticos.

Aumento de bicarbonatos ($HCO_3^->28$)

Aumento de la PaCO2 por hipoventilación (mecanismo compensatorio).

Concentración aumentada de HCO3-, debida a pérdidas de ácidos o a ganancias de bicarbonato.

También hiperaldosteronismo primario y secundario, vómitos o succión nasogástrica, uso de compuestos que contienen glicirrina (regaliz, tabaco de mascar, carbenoxolona), síndrome de Bartter, síndrome de Gliterman, diuréticos, intolerancia a la leche o alcalinos, fibrosis quística, uso de laxantes, algunos antibióticos.

Vómitos.

Exceso de bicarbonatos (problemas de reanimación).

Aldosteronismo.

Hipercortisolismo.

Puede ser debida a pérdidas del jugo gástrico, politraumatismo, etc.

Diuréticos

Vómitos prolongados

Deshidratación severa

Trastornos en los que se pierde potasio

Administración de bicarbonato, ingestión de sustancias álcalis.

Síntomas

La alcalosis más severa aumenta la unión de calcio ionizado (Ca ++), lo que lleva a la hipocalcemia y el subsiguiente dolor de cabeza, letargo, y la excitabilidad neuromuscular, a veces con delirio, tetania y convulsiones. La alcalosis también reduce el umbral para los síntomas de angina y arritmias. La hipopotasemia concomitante puede causar debilidad.

Pruebas

ABG y electrolitos séricos

A veces la medición de Cl urinario y K

Las pruebas incluyen típicamente la actividad de la renina plasmática y aldosterona y los niveles de cortisol.

Tratamiento

Solución salina al 0,9% para alcalosis metabólica Cl-sensible

Las condiciones subyacentes son tratadas, prestándose especial atención a la corrección de la hipovolemia y la hipopotasemia.

Algunos pacientes responden a la rehidratación.

El tratamiento de la alcalosis metabólica Cl resistente implica la corrección del hiperaldosteronismo.

Aumento:

Se considera grave cuando el pH es mayor de 7,60.

Pruebas relacionadas

Las pruebas que principalmente se utilizan para identificar, evaluar y monitorizar el equilibrio ácido-base son:

Gases en sangre

Electrolitos

También:

Glucosa -para detectar y/o monitorizar una diabetes

Lactato–para detectar acidosis láctica

Cetonas -indica cetoacidosis

Osmolalidad -evalúa el equilibrio hídrico en casos de intoxicación con sustancias como metanol y etilenglicol.

Abuso de drogas

Hemograma -un aumento marcado del recuente de leucocitos puede indicar una Sepsis.

Urianálisis

Alcalosis hipocaliémica

Ocasionada por disminución: de los niveles de potasio que puede ser provocado por medicamentos diuréticos.

Alcalosis respiratoria

Causada por deficiencia o disminución extrema de Cloruro; los riñones compensan la disminución de cloruros mediante la conservación de bicarbonato.

Aumento de la eliminación de CO_2.Es una afección marcada por bajos niveles de dióxido de carbono en la sangre debido a la respiración excesiva.

Hipocapnia ($PaCO_2 < 35$) Disminución de la reabsorción de bicarbonatos por reducción de la función renal (mecanismo compensatorio).

Causas

Hiperventilación por hipoxia a gran altura.

Problema de reanimación.

Ingestión de sustancias tóxicas (salicilatos).

Enfermedad pulmonar.

Lesión traumática de origen central.

Ansiedad

Fiebre

Hiperventilación

Embarazo (esto es normal)

Dificultad respiratoria por embolia pulmonar y el asma, entre otros.

Aumento:

Superior a 7.45

Hiperventilación, debida a estados de ansiedad, a dolor o a estados de shock.

Fármacos (aspirina).

Neumonías, congestión pulmonar, embolismos pulmonares.

Ejercicio

Fiebre

Tumor del sistema nervioso central, traumatismos, infecciones (meningitis, encefacilitis).

Insuficiencia hepática.

Pruebas relacionadas:

Gasometría arterial, pruebas de la función pulmonar, radiografía de tórax.

ALDOSTERONA Y RENINA

La aldosterona es una hormona que estimula la retención de sodio y la excreción de potasio por los riñones. Juega un papel importante en el mantenimiento de las concentraciones de sodio y de potasio en sangre, y en el control del volumen sanguíneo y de la presión arterial. La aldosterona se produce en la corteza adrenal, la capa más externa de ambas glándulas adrenales, situadas en la parte superior de cada uno de los riñones.

Su producción está regulada por otras dos hormonas, la renina y la angiotensina. La renina se libera cuando existe una disminución: de la presión arterial, una disminución: del sodio en sangre o un aumento de potasio. La renina escinde el angiotensinógeno (una proteína) a angiotensina I, y por mediación de otra enzima, la angiotensina I, pasa a angiotensina II. La angiotensina II causa una constricción de los vasos sanguíneos, estimulando la producción de aldosterona. El efecto resultante es el de aumentar la presión arterial y de mantener unos niveles de sodio y de potasio normales. No confundir con la *rennina*, una enzima.

Las determinaciones de aldosterona y de renina en plasma suelen solicitarse en pacientes que presentan una presión arterial elevada y unos niveles de potasio disminuidos. A pesar de que los niveles de potasio sean normales, puede solicitarse estas pruebas si no se consigue controlar la presión arterial con la medicación habitualmente prescrita, o cuando se detecta la existencia de hipertensión a edades más tempranas. El aldosteronismo primario es una forma de hipertensión potencialmente curable; por este motivo, es importante detectarlo precozmente y tratarlo adecuadamente. Ocasionalmente, cuando se sospecha la existencia de una insuficiencia adrenal, puede solicitarse la aldosterona junto a otras pruebas.

La cantidad de sal de la dieta y diversos medicamentos, como analgésicos no esteroideos, diuréticos, betabloqueantes, esteroides, inhibidores de la enzima convertidora de la angiotensina y contraceptivos orales, pueden alterar los resultados de estas pruebas. Algunos de estos fármacos se utilizan en el tratamiento de la hipertensión arterial. Es importante realizar ejercicio físico antes de realizar la prueba de la aldosterona.

Pruebas relacionadas:

Como la aldosterona y la renina están íntimamente relacionadas, es muy habitual analizarlas ambas simultáneamente.

Aumento:

Diversas situaciones pueden ocasionar sobreproducción (hiperaldosteronismo), como el Síndrome de Bartter, una rara enfermedad que afecta a los riñones.

También puede ser debido a un nódulo maligno en dicha glándula.

Dieta muy baja en sodio.

Estenosis renal, cuando los niveles son superiores en un lado que en el otro.

El estrés y el ejercicio físico intenso pueden temporalmente ocasionar aumentos de la aldosterona.

Disminución:

Los niveles de aldosterona disminuyen de manera muy acusada cuando existen enfermedades graves, de manera que en estas ocasiones no es conveniente realizar la prueba.

Los niveles bajos de aldosterona (hipoaldosteronismo) suelen asociarse a insuficiencia adrenal (enfermedad de Addison), que cursa con deshidratación, hipotensión arterial, niveles altos de potasio y bajos de sodio en sangre.

Los niños con hiperplasia adrenal congénita presentan un déficit de una enzima necesaria para la producción de cortisol, que a veces se acompaña de una producción disminuida de aldosterona. Sin embargo, ésta es una causa poco frecuente de Disminución: de la aldosterona.

En la tabla siguiente se indica como fluctúan los niveles de aldosterona, cortisol y renina en distintos trastornos.

Trastorno	Aldosterona	Cortisol	Renina
Hiperaldosteronismo primario (Síndrome de Conn)	Elevada	Normal	Disminuida
Hiperaldosteronismo secundario	Elevada	Normal	Elevada
Insuficiencia adrenal (Enfermedad de Addison)			

Sobre la renina

La Renina, también llamada angiotensinogenasa, es una enzima implicada en el sistema de la aldosterona de la renina-angiotensina (RAAS), que regula el nivel del balance del agua del cuerpo y de presión arterial. El sistema regula el volumen extracelular en el plasma de sangre, la linfa y el líquido intersticial, así como la constricción que controla de las arterias y de los vasos sanguíneos.

No confundir con la *rennina*, también llamada quimosina, una enzima digestiva.

Rango saludable:

Por regla general, se considera que la renina es la adecuada si dan como resultado unos valores de entre 0,2 y 3,3 ng/mL/hora.

Disminución:

Tratamiento con esteroides, hipertensión arterial, tratamiento con una hormona antidiurética o que el cuerpo está segregando demasiadas cantidades de la llamada hormona aldosterona.

Aumento:

Hipertensión, deshidratación, hemorragia, las glándulas suprarrenales no generan las suficientes hormonas, tumor renal, cirrosis, insuficiencia cardíaca...

ALFA ANTITRIPSINA

Inhibidor de proteinasa alfa-1

La alfa-1-antitripsina (AAT) es un tipo de proteína llamada inhibidor de la proteasa (serpina), la enzima que digiere las proteínas y libera los aminoácidos. Se produce en el hígado y protege a los pulmones y al mismo hígado, desde donde es liberada al torrente sanguíneo. Los niveles dependen del fenotipo.

La deficiencia de alfa-1 antitripsina es un trastorno hereditario que puede causar enfermedad pulmonar en adultos y enfermedad hepática en adultos y niños. Ocasiona una acumulación alcalina en sangre, incapacidad para combatir microorganismos patógenos y deficiencia de calcio e hipoglucemia.

La deficiencia puede tratarse, pero no se cura y el tratamiento incluye agregar o restituir la proteína faltante. El trasplante pulmonar puede ser una opción para las personas gravemente enfermas.

Rango saludable: Adultos sanos 103-200 mg/dl50.

Disminución:

Cirrosis

Enfisema

Tumores hepáticos

Ictericia obstructiva

Hipertensión portal.

ALFA FETOPROTEÍNA

Alfaglobulina fetal; AFP

Es una proteína producida normalmente por el hígado y el saco vitelino del feto durante el embarazo, cuyos niveles disminuyen poco después de nacer. Probablemente no tiene ninguna función normal en los adultos.

Clínicamente sirve para detectar problemas en el bebé durante el embarazo y forma parte de una serie de exámenes llamados "prueba de detección múltiple".

Rango saludable: Los valores normales en hombres o en mujeres que no estén en embarazo, generalmente son de menos de 10 microgramos/litro.

Aumento:

Fuera del embarazo:

Cáncer de testículos, ovarios, vías biliares (secreción hepática), estómago o páncreas.

Cirrosis hepática.

Cáncer de hígado.

Teratoma maligno.

Recuperación de hepatitis.

Durante el embarazo:

Anencefalia, atresia duodenal, gastrosquisis, onfalocele, espina bífida, tetralogía de Fallot, síndrome de Turner.

Fecha probable de parto imprecisa

Muerte intrauterina (aborto espontáneo)

Embarazo múltiple (gemelos, trillizos, etc.)

ALT (SGPT)

Alanina aminotransferasa, transaminasa GPT (transaminasa glutámico pirúvica)

Juega un papel vital en la producción de energía en los tejidos del cuerpo y la encontramos también en menor cantidad en los riñones, corazón, músculos y páncreas. La medición de los niveles de ALT en la sangre les brinda a los médicos información importante acerca del funcionamiento del hígado y les permite saber si está siendo afectado por una enfermedad, una droga u otro problema.

Esta prueba analiza los niveles de la enzima hepática ALT. Cuando todo está bien en el hígado, su puntuación en esta prueba es correcta. En general, la enzima alanina transaminasa se encuentra dentro de las células del hígado; pero si el hígado presenta una inflamación o una lesión, libera la enzima en el torrente sanguíneo.

Ciertos factores son considerados al evaluar los resultados de ALT como el sexo, el índice de masa corporal, la edad, el tabaquismo, el consumo de alcohol, antecedentes médicos familiares y la presión arterial.

Rango saludable:

8 a 37 UI / L 60, 17-0,68 microkatals/litro(hombres)

7-35 U / L ó 0,12 a 0,60 mckat /L (mujeres)

Aumento:

Cirrosis (cicatrización del hígado), muerte del tejido hepático

Ataque cardíaco, hemocromatosis

Hepatitis, falta de flujo sanguíneo al hígado (isquemia hepática)

Cáncer o tumor del hígado, medicamentos hepatotóxicos

Mononucleosis, trauma o enfermedad muscular

Pancreatitis (inflamación e hinchazón del páncreas)

Quemaduras (profundas), convulsiones

Cirugía, embarazo y después del ejercicio.

Estatinas, antibióticos, quimioterapia, aspirina, narcóticos y barbitúricos.

Estirones de crecimiento, especialmente en niños pequeños.

Disminución:

La cantidad en sangre por debajo de lo normal no suele ser preocupante. En general suele deberse a una alimentación poco equilibrada con déficit de vitaminas o a una infección urinaria. Si el parámetro TSH está elevado, sugiere un hipotiroidismo. Hay que aumentar la dosis de vitamina B6.

Pruebas relacionadas:

Albúmina, ALT, Bilirrubina, Fosfatasa alcalina, GGT, Perfil hepático, Proteínas.

ANTÍGENO CARBOHIDRATADO 19.9

Este análisis mide el antígeno carbohidrato 19.9 en la sangre. Se utiliza para la evaluación y el tratamiento de enfermedades malignas y se realiza normalmente cuando se sospecha de cáncer de páncreas o cáncer de colon, cáncer del sistema biliar, tumor maligno de la ampolla de Vater. El cáncer de páncreas exocrino surge en los tejidos que producen enzimas que digieren los alimentos y en los conductos que transportan las enzimas al intestino delgado. Alrededor del 95% de los cánceres de páncreas son de este tipo.

Las mediciones habituales del CA 19.9 pueden ser útiles durante y después del tratamiento del cáncer. El aumento o Disminución: de los niveles puede dar al médico información importante acerca de si el tratamiento está funcionando, si todo el cáncer se ha eliminado con éxito durante la cirugía y si el cáncer es recurrente.

Rango saludable:

Los niveles normales de antígeno carbohidrato 19.9 en adultos son de 0-37 unidades/mL (0-37 kunidades/L)

Los resultados de los análisis de antígeno carbohidrato 19.9 pueden variar dependiendo de la edad, el género, la historia clínica, el método utilizado para la prueba y muchos otros factores. Si los resultados son diferentes al Rango saludable, no significa que se tenga alguna enfermedad.

Aumento:

Muchas de las condiciones que afectan al hígado o al páncreas pueden causar elevaciones temporales de los niveles. Los niveles de moderados a altos de este antígeno se encuentran en personas con cáncer de páncreas, otros tipos de cáncer y otras enfermedades y condiciones de salud.

Los niveles más altos de CA 19.9 se ven en los pacientes con cáncer de páncreas exocrino.

Disminución:

Personas sanas.

Pruebas relacionadas:

Bilirrubina, CEA, Marcadores tumorales, Perfil hepático.

ANTÍGENO CARCINOEMBRIONARIO (CEA)

Normalmente, el antígeno carcinoembrionario se produce durante el desarrollo del feto, se detiene antes del nacimiento y por lo general, no está presente en la sangre de los adultos sanos. Se emplea para comprobar el éxito del tratamiento para el cáncer de colon.

El análisis de antígeno carcinoembrionario mide la cantidad de esta proteína que puede aparecer en la sangre de algunas personas que tienen ciertos tipos de cáncer, especialmente cáncer en el intestino grueso (cáncer de colon y de recto). También puede estar presente en las personas con cáncer del páncreas, mama, ovario o pulmón.

Los niveles de antígeno carcinoembrionario pueden ser medidos antes y después de la cirugía para evaluar tanto el éxito de la cirugía como las posibilidades de recuperación.

Muchas condiciones diferentes pueden cambiar los niveles de antígeno carcinoembrionario.

La mayoría de los cánceres no producen esta proteína, por lo que el nivel de antígeno carcinoembrionario puede ser normal a pesar de que se tenga cáncer.

Rango saludable:

El nivel normal es de menos de 5 nanogramos por mililitro (ng/ml) o menos de 5 microgramos por litro (mcg/L).

Aumento:

Puede estar presente un cáncer de colon, pulmón, páncreas, mama u ovario.

El cáncer puede no estar respondiendo al tratamiento.

El cáncer puede haber regresado después del tratamiento. Un constante aumento de antígeno carcinoembrionario puede ser el primer signo de que el cáncer ha vuelto a aparecer después del tratamiento. Además, las personas con cáncer avanzado o cáncer que se ha diseminado a otras partes del cuerpo (cáncer metastásico) pueden tener niveles elevados de antígeno carcinoembrionario, si el cáncer original produce esta proteína antes del tratamiento.

Aumenta si está presente otra condición o enfermedad, como, por ejemplo, cirrosis, hepatitis, diverticulitis, enfermedad inflamatoria del intestino, úlcera péptica, enfermedad pulmonar obstructiva crónica (EPOC), inflamación de la vesícula biliar (colecistitis) o la obstrucción de un conducto de la bilis.

Pruebas relacionadas:

Alfa-fetoproteína, marcadores tumorales, Calcitonina, estudio del líquido cefalorraquídeo.

ANTÍGENO DEL CÁNCER 125 (CA-125)

Es una proteína que se encuentra en la superficie de muchas células de cáncer de ovario. También se puede encontrar en otros tipos de cáncer y en pequeñas cantidades en el tejido normal.

La CA-125 se utiliza como un marcador tumoral, lo que significa que la prueba puede ayudar a mostrar si están presentes algunos tipos de cáncer. Muy a menudo, se utiliza la prueba CA-125 para comprobar si el tratamiento del cáncer de ovario está funcionando o para ver si el cáncer ovárico ha vuelto a aparecer.

Actualmente, no se recomienda un análisis de CA-125 como prueba de detección para el cáncer de ovario, ya que a menudo, ofrece unos resultados positivos falsos. Sin embargo, el análisis del antígeno CA-125 acompañado de una ecografía, se pueden utilizar para hacer un diagnóstico en mujeres que tienen una alta probabilidad de desarrollar cáncer de ovario, como, por ejemplo, aquellas que tienen antecedentes familiares de cáncer de ovario o que han desarrollado ciertos cambios (mutaciones) en el ADN (BRCA1 o BRCA2).

Rango saludable:

Se considera normal, menos de 35 unidades por mililitro (U/ml) o menos de 35 kilounidades por litro (KU/L) (unidades SI)

Aumento:

Los niveles altos del antígeno CA-125 son una fuerte señal de que el cáncer se originó en el ovario. Sin embargo, otros tipos de cáncer también pueden aumentar los niveles de CA-125. Tipos de cáncer que pueden causar altos niveles de CA-125:

El cáncer de ovario o cáncer de las trompas de Falopio o del endometrio.

El cáncer de páncreas, estómago, esófago, hígado, mama, colon o pulmón.

Los cánceres que se han diseminado al revestimiento del abdomen (peritoneo), incluyendo el linfoma. Estos tipos de cánceres se producen por lo general en conjunto con la acumulación de líquido en el abdomen (ascitis).

Otras patologías:

Enfermedad inflamatoria pélvica (EIP).

Endometriosis.

Fibromas uterinos.

Enfermedad hepática (como hepatitis o cirrosis).

Pancreatitis.

El primer trimestre del embarazo.

Algunas veces durante el ciclo menstrual.

Lupus.

APOLIPOPROTEINAS

Apo A y Apolipoproteína A-I y B

Estas pruebas se realizan si las concentraciones de colesterol y triglicéridos están aumentadas y/o existe historia familiar de ECV; cuando el médico pretende establecer el riesgo de desarrollar enfermedades cardíacas; cuando se está monitorizando la eficacia del tratamiento hipolipemiante y para disminuir los niveles de lípidos y/o del cambio de estilo de vida.

La apolipoproteína A-I (Apo A-I) es una proteína que juega un papel específico en el metabolismo de los lípidos, siendo el principal componente proteico de las lipoproteínas de alta densidad (HDL). Esta prueba mide la cantidad de apolipoproteína A1 (Apo-A1) en la sangre.

Las apolipoproteínas se combinan con los lípidos para transportarlos por todo el torrente circulatorio, proporcionando integridad estructural a las lipoproteínas y protegiendo los lípidos que repelen el agua (hidrofóbicos) situados en su centro.

La apolipoproteína A activa las enzimas que cargan el colesterol de los tejidos a la HDL y permite que, al final del transporte, la HDL sea reconocida por los receptores del hígado y se una a ellos.

Existen dos formas de apolipoproteína A: Apo A-I y Apo A-II. La Apo A-I se encuentra en mayor proporción que la Apo A-II (relación 3 a 1).

La concentración de Apo A-I se puede medir directamente y tiene tendencia a aumentar y disminuir al mismo tiempo que la concentración de HDL.

Disminución:

El déficit de Apo A-I parece correlacionarse bien con un aumento del riesgo de desarrollar enfermedad cardiovascular.

Pruebas relacionadas: Apolipoproteina B, Colesterol, Lipoproteina A, Perfil lipídico, Riesgo cardiaco, Triglicéridos.

APOLIPOPROTEÍNA B

La apolipoproteína B-100, también conocida como apolipoproteína B o Apo B, es una proteína implicada en el metabolismo de los lípidos, siendo el principal constituyente proteico de lipoproteínas de muy baja densidad (VLDL) y de baja densidad (LDL.

Los quilomicrones son las partículas de lipoproteínas responsables del transporte inicial de lípidos de la dieta desde el tracto digestivo hacia el hígado. En el hígado el organismo vuelve a empaquetar los lípidos de la dieta y los combina con Apo B-100 para formar lipoproteínas de muy baja densidad (VLDL) ricas en triglicéridos. Esta combinación actúa como un vehículo.

La enzima denominada lipoproteína-lipasa elimina los triglicéridos de las VLDL para dar lugar primero a lipoproteínas de densidad intermedia (IDL) y posteriormente a lipoproteínas de baja densidad (LDL). Cada partícula de VLDL contiene una molécula de Apo B-100, que queda así retenida a medida que la VLDL pierde triglicéridos y va encogiendo de tamaño, para convertirse en LDL, más rica en colesterol. La Apo B-100 es reconocida por unos receptores que se encuentran en la superficie de muchas células del organismo y promueven la captación de colesterol hacia el interior de las células.

El colesterol que transportan la LDL y la Apo B-100 es vital para la integridad de la membrana celular, para la producción de hormonas sexuales y de esteroides.

Los niveles de Apo B-100 tienden a ser un espejo de los del colesterol LDL y muchos expertos piensan que la concentración de Apo B puede ser un mejor indicador de riesgo de enfermedad cardiovascular que el colesterol LDL. La utilidad clínica de estos marcadores y de la proteína C reactiva ultrasensible, queda por establecer.

La concentración de Apo B se usa junto con otras pruebas lipídicas para establecer el riesgo individual de desarrollar enfermedad cardiovascular (ECV).

No se emplea como prueba de cribado en la población general, pero puede solicitarse cuando un individuo tiene una historia familiar de enfermedad cardíaca y/o hiperlipidemia o hipercolesterolemia. Puede usarse, junto con otras pruebas para aclarar la causa de la hiperlipemia, especialmente cuando existe una concentración elevada de triglicéridos.

Aumentada:

La concentración de Apo B, se incrementa un 43% en pacientes con infarto de miocardio.

Diabetes

Toma de ciertos fármacos: andrógenos, beta bloqueantes, diuréticos, progestágenos (progesterona sintética).

Hipotiroidismo

Síndrome nefrónico

Embarazo (los niveles aumentan temporalmente y vuelven a normalizarse después del parto).

AST (SGOT-GOT) (Ver también perfil hepático)

Aspartato aminotransferasa AST

Transaminasa glutámico-oxalacética SGOT

Transaminasa glutámico oxalacética GOT

La enzima AST se encuentra en el músculo cardíaco, hígado, también en el músculo esquelético, los riñones y el páncreas, así como en las células rojas de la sangre.

Esta enzima muestra un alzado 8-12 horas después del infarto y los niveles máximos se alcanzan en 24 a 48 horas, pero no es particularmente indicativa de un infarto de miocardio, pues otras condiciones también pueden causar un aumento de los niveles.

Se emplea como prueba para evaluar el tratamiento en la enfermedad hepática, así como para valorar las causas de una ictericia.

La prueba AST se puede realizar al mismo tiempo con la alanina aminotransferasa o ALT, ya que la proporción de AST a ALT a veces puede ayudar a determinar si el hígado u otro órgano se hayan dañados. Ambos niveles de ALT y AST pueden probar el daño hepático.

La prueba de la aspartato aminotransferasa (AST) es más eficaz que la prueba de la alanina aminotransferasa (ALT) para detectar daño hepático causado por el abuso de alcohol. La ASTen relación con ALT a veces puede ayudar a determinar si el daño hepático se relaciona con la dependencia del alcohol.

Rango saludable

10 a 34 UI / L ó 0,23 a 0,33 mckat/L (hombres)

10-36 U / L o 0,17-0,60 mckat / L (mujeres)

Otras pruebas para el nivel de SGOT en la sangre en caso de necrosis tisular:

Valores normales: 5-40 U / ml (Frankel) 4-36 UI / L.

ó 16-60 (Karmen) U / ml U / L a 30 º C;

ó 8-33 (unidades SI) a 37 grados C.

Aumento:

Después de graves daños, los niveles de AST se elevan de 6 a 10 horas y se mantienen altos durante unos 4 días.

Cuando el tejido del cuerpo o un órgano, como el corazón o el hígado está enfermo o dañado, el AST adicional se libera en el torrente sanguíneo y la cantidad de AST en la sangre está directamente relacionada con la extensión del daño al tejido.

Insuficiencia renal aguda.

Cirrosis (cicatrización del hígado).

Hemocromatosis.

Anemia hemolítica.

Falta de flujo sanguíneo al hígado (isquemia hepática).

Tumor del hígado.

Medicamentos hepatotóxicos.

Mononucleosis.

Trauma o enfermedad muscular.

Pancreatitis.

Los niveles de AST también se pueden elevar después de:

Quemaduras (profundas).

Intervenciones cardíacas.

Convulsiones.

Cirugía.

Ataque al corazón o insuficiencia cardíaca.

Muchos medicamentos, como las estatinas, los antibióticos, la quimioterapia, la aspirina, los narcóticos y barbitúricos.

Algunos tipos de cáncer.

Las elevaciones pueden ser causadas por traumas, enfermedades musculoesqueléticas, inyección IM y ejercicio extenuante.

Resultados no válidos por:

Tomar grandes dosis de vitamina A.

Tomar algunas hierbas y productos naturales, como la equinácea y la valeriana.

La lesión de un músculo.

Cateterismo cardíaco o cirugía reciente.

No hay que poner otras inyecciones intramusculares antes de los análisis de sangre, pues son pocos los medicamentos que no afectan los niveles de AST.

Disminución:

Los bajos niveles de AST se encuentran normalmente en la sangre. La disminución de los niveles de la enzima se encuentra en el embarazo, cetoacidosis diabética, el beriberi.

Pruebas relacionadas:

Albúmina, ALT, Bilirrubina, Fosfatasa alcalina, GGT, Perfil hepático, Proteínas.

AMONÍACO

El amoníaco generado se absorbe en la sangre de la vena porta, por tanto, ésta contiene los niveles más altos. Un hígado sano metaboliza rápidamente el amoniaco de la sangre portal, por lo que la sangre periférica se encuentra virtualmente libre de amonio; lo cual resulta esencial puesto que aún cantidades mínimas de amoniaco son tóxicas para el sistema nervioso central.

Cuando altas concentraciones de amonio llegan al sistema nervioso central, los astrocitos y las neuronas lo captan para metabolizarlo a glutamina por un proceso de aminación dependiente de ATP que eleva las concentraciones citoplasmáticas de glutamina en las células y este aminoácido se comporta como una molécula osmóticamente activa que induce la entrada de agua a la célula generando lesión osmótica.

Esta prueba mide los niveles plasmáticos de amoníaco, un compuesto de nitrógeno no proteico que ayuda a mantener el equilibrio ácido-base. La mayoría del amoniaco se absorbe en el tracto gastrointestinal, donde se produce por la acción bacteriana en las proteínas. Una cantidad más pequeña de amoniaco se produce en los riñones. Normalmente, el cuerpo utiliza la fracción de nitrógeno de amoníaco para reconstruir aminoácidos. Finalmente, el hígado entonces convierte el amoníaco en urea, para su excreción por los riñones.

Se utiliza con mayor frecuencia para diagnosticar y vigilar la encefalopatía hepática, una hepatopatía grave. En enfermedades como la cirrosis hepática, el amoniaco puede no pasar por el hígado y acumularse en la sangre. Por lo tanto, los niveles de amoníaco en plasma pueden ayudar a indicar la gravedad del daño hepatocelular. Los altos niveles de amoníaco en el cerebro producidos por daño hepático, pueden provocar inflamación, edema, presión intracraneal elevada y una posible hernia cerebral.

Rango saludable

Recién nacidos170-340 mcg / dL o 100-200 mcmol /

Niños70-135 mcg / dL o 41-80 mcmol / L

Adultos15-60 mcg / dL o 21-50 mcmol /

Aumento

Los siguientes elementos pueden causar aumento de los niveles de amoníaco: acetazolamida, tiazidas, sales de amonio, furosemida, hiperalimentación, derivación porto-cava.También:

Alcohol

Narcóticos

Encefalopatía hepática

Ácido valproico

Insuficiencia cardíaca congestiva

Sangrado gastrointestinal, por lo general en las vías digestivas altas.

Enfermedades genéticas del ciclo de la urea.

Temperatura corporal alta (hipertermia).

Leucemia.

Insuficiencia hepática.

Cirrosis

Síndrome de Reye

Nivel bajo de potasio en la sangre (hipocaliemia)

Alcalosis metabólica.

Esfuerzo muscular intenso

Sangrado.

Disminución:

Por presencia de lactulosa, neomicina, kanamicina.

La hemólisis de la muestra de sangre causada por una mala manipulación, puede alterar los resultados de las pruebas de amoníaco.

Pruebas relacionadas:

ALT, AST, Fosfatasa alcalina, Glucosa, Perfil hepático, Perfil renal.

AUTOANTICUERPOS

Sensibilidad y especificidad de los autoanticuerpos diagnósticos en enfermedades autoinmunes sistémicas.

La especificidad de los autoanticuerpos en las enfermedades autoinmunes reumáticas particulares fue determinada sobre la frecuencia en las enfermedades reumáticas restantes.

Auto anticuerpo	Técnica	Enfermedad Autoinmune	Sensi- bilidad (%)	(%)
AAN (Anticuerpos antinucleares)	IFI (Inmuno- fluorescencia indirecta)	LES (Lupus eritematoso sistémico)	97	43
Anti-DNAdc (doble cadena)	IFI	LES	79	90
Anti-Sm	ELISA (Ensayo Inmuno- enzimático de fase sólida)	LES	24	95
Anti-CL	ELISA	LES	15	98

(anti-cardiolipina)				
Anti-Scl-70	ELISA	Escl-di (Esclerodermia difusa)	27	94
Anti-centrómero	IFI	Escl-li (Esclerodermia localizada)	44	97
Anti-nRNP	ELISA	EMTC (Enfermedad mixta del tejido conectivo)	100	79
Anti-Ro (SS-A)	ELISA	SS (Síndrome de Sjögren primario)	43	85
Anti-Jo-1	ELISA	PM (Polimiositis primaria)	29	97
Anti-IgG (FR-factor reumatoideo)	Látex	AR (Artritis reumatoidea)	71	80

BASÓFILOS

Son un tipo de célula blanca sanguínea (leucocitos) que se caracteriza histológicamente por su capacidad de ser tintada por colorantes básicos y funcionalmente por su papel en la mediación de reacciones de hipersensibilidad del sistema inmunitario. Junto con los eosinófilos y neutrófilos, constituyen un grupo de células conocidas como granulocitos.

Son los menos numerosos de los granulocitos y representan menos del 1 por ciento de todas las células blancas de la sangre que habitan en el cuerpo humano. Pocas horas después de su liberación de la médula ósea, migran de la circulación a los tejidos de barrera (por ejemplo, la piel y las mucosas), donde se sintetizan y almacenan histamina, un modulador natural de la respuesta inflamatoria. Cuando los anticuerpos de la inmunoglobulina E (IgE) se unen a los receptores de las moléculas en los basófilos, las células liberan sustancias químicas inflamatorias, incluyendo la histamina, la serotonina y los leucotrienos. Estos productos químicos tienen una serie de efectos, incluyendo la constricción de los músculos lisos, lo que conduce a la dificultad para respirar; dilatación de los vasos sanguíneos, urticaria y un aumento en la permeabilidad vascular, lo que resulta en inflamación y una disminución en la presión arterial. Los basófilos también incitan a reacciones de hipersensibilidad inmediata en asociación con las plaquetas, macrófagos y neutrófilos.

Rango saludable

0,5% a 1%

Aumento:

Infecciones virales, urticaria.

Post-esplenectomía (extirpación del bazo), mixedema (hipotiroidismo severo).

Colitis ulcerosa, mastocitosis sistémica.

Leucemia o linfoma, mieloide crónica, mielofibrosis.

Policitemia rubra vera, hemólisis.

Disminución:

Leucopenia, infección.

Ovulación, medicamentos que suprimen el sistema inmune.

Alergias severas, embarazo o estrés.

Hipertiroidismo, toma de corticosteroides.

Basófilos porcentaje:

Rango saludable: 1,7

El recuento normal de basófilos está entre 100 células por microlitro en neonatos y 40 células por microlitro en adultos.

Aumento:

Infección aguda, estrés agudo

Eclampsia, gota

Leucemia mielógena

Artritis reumatoidea, fiebre reumática.

Tiroiditis, traumatismo.

Disminución:

Anemia aplásica

Quimioterapia, gripe

Radioterapia o exposición a la radiación.

Infección viral

Infección bacteriana grave y generalizada.

BETA-2 MICROGLOBULINA

Marcador tumoral

B2M, ß2-Microglobulina

Beta-2 Microglobulin, en suero, orina o LCR

La ß2 - microglobulina (ß2 –M) es una proteína de bajo peso molecular que se encuentra en el organismo en dos formas: ligada y libre. En la forma ligada está localizada en la membrana celular de todas las células nucleadas y es una pequeña subunidad (cadena liviana) del antígeno clase I del sistema de histocompatibilidad HLA. Se encuentra unida no covalentemente a la cadena pesada del HLA e involucrada en el mantenimiento de la estructura terciaria. Participa en la función de reconocimiento intercelular. La expresión del antígeno de clase I y por ende de la ß2 –M, es estimulada por las citoquinas. Su producción está incrementada en todas las enfermedades con activación del sistema inmune (artritis reumatoidea, lupus eritematoso sistémico, enfermedad de Sjögren, ciertas enfermedades virales, etc.).

El principal sitio de síntesis son los linfocitos.

La determinación de B2M es útil como marcador tumoral para determinados tipos de cáncer de células sanguíneas. Aunque no supone un diagnóstico de ninguna enfermedad específica, se asocia a la cantidad de células cancerosas presentes (carga tumoral).

Se determina para determinar la severidad y estadio del mieloma múltiple y el linfoma, y en algunas ocasiones para evaluar la actividad de la enfermedad y la eficacia del tratamiento. En ocasiones, puede solicitarse la B2M en LCR para valorar el grado de afectación del sistema nervioso central.

Rango saludable:

Suero:
Adultos menores de 60 años: 800-2000 ng/ml
adultos mayores de 60 años: menor o igual a 3000 ng/ml
orina al azar: hasta 300 ng/ml
orina de 24 horas: 33-363 ug/24 hs.

Aumento:

Concentraciones de B2M en sangre y/u orina elevadas son indicativas de que existe un problema, pero no suponen ninguna enfermedad concreta. Sin embargo, constituyen un reflejo de la actividad de la enfermedad y del crecimiento tumoral. En personas diagnosticadas de mieloma múltiple o linfoma, el pronóstico de la enfermedad es peor si la concentración de B2M está significativamente elevada.

Aumentos de B2M en LCR en pacientes con VIH / SIDA, suelen indicar afectación del sistema nervioso central.

Los trastornos relacionados con un aumento de la producción o destrucción celular, infecciones graves, infecciones víricas como el citomegalovirus (CMV), y algunos trastornos que activan el sistema inmunitario, como procesos inflamatorios y enfermedades autoinmunes, pueden causar aumentos en las concentraciones de B2M.

Si se produce un daño en los túbulos renales, se reabsorben menores cantidades de B2M, y su concentración en orina aumenta.

Algunos fármacos, como el litio, ciclosporina, el cisplatino, el carboplatino y los antibióticos aminoglucósidos, pueden aumentar las concentraciones de B2M tanto en sangre como en orina.

Ya que el sistema linfático es su principal sitio de síntesis todas las condiciones que lleven a un aumento de la proliferación linfocitaria se asocian a ß2M elevada. Esto se aplica principalmente a mieloma múltiple, linfoma de Hodgkin, leucemia linfocítica crónica. También se encuentra aumentada en ciertos procesos con activación de la respuesta inmune celular como por ejemplo ciertas enfermedades autoinmunes, miastenia gravis, rechazo de trasplante, etc.

Tumores malignos, infecciones, ciertas enfermedades autoinmunes. Trasplante hepático, renal (los niveles se normalizan a los pocos días del trasplante), diálisis peritoneal ambulatoria continua, hemodiálisis, trasplante cardíaco. Plasmocitoma, linfomas malignos no-Hodgkin, gammapatía monoclonal, amiloidosis primaria, desórdenes inflamatorios, artritis reumatoidea, lupus eritematoso, síndrome de Sjögren y enfermedad de Crohn. Hepatitis viral, hepatitis crónica activa, cirrosis biliar primaria, SIDA, infección con HIV, mononucleosis, leishmaniasis, cáncer colorrectal, carcinoma hepatocelular, cáncer de páncreas, cáncer de mama, cáncer colorrectal, cirrosis hepática, obstrucción biliar, pancreatitis crónica, falla renal crónica, preeclampsia, síndrome hemofagocítico, infecciones virales, sarcoidosis, hipertiroidismo.

Disminución:

Concentraciones de B2M bajas se consideran normales. La B2M puede ser indetectable en orina y LCR.

En suero: Fiebre mediterránea familiar.

En orina: Preeclampsia.

BILIRRUBINA (ver también perfil hepático)

La bilirrubina es un pigmento amarillo-anaranjado que se forma al destruirse la hemoglobina y otras hemoproteínas, siendo captada y transformada por el hígado y eliminada en la bilis.

Los glóbulos rojos o hematíes se degradan normalmente después de estar 120 días en la sangre. La descomposición del grupo heme/o de la hemoglobina (también presente en la mioglobina, la sintasa de óxido nítrico citocromo, endotelial, catalasa, etc.), supone la formación de bilirrubina en forma de bilirrubina no conjugada. Esta bilirrubina no conjugada es poco soluble en agua, y por este motivo las proteínas de la sangre la transportan hacia el hígado, donde se le añaden (conjugan) unos azúcares que la convierten en una forma de bilirrubina más soluble en agua, la bilirrubina conjugada. Esta pasa a formar parte de la bilis y con ella, alcanza el intestino delgado donde posteriormente es separada por la acción de bacterias, y eventualmente se elimina por las heces. Los productos de degradación de la bilirrubina confieren a las heces su característico color marrón.

La destrucción del grupo heme produce este producto de desecho y el hígado actúa sobre la bilirrubina para favorecer su eliminación. Las pruebas miden la cantidad de bilirrubina en sangre para evaluar así la función hepática y para contribuir al diagnóstico de anemias causadas por aumento de destrucción de los hematíes (anemia hemolítica).

Existe una enfermedad congénita grave aunque rara (1 de cada 10.000 nacimientos) conocida como atresia de las vías biliares, que puede producir aumentos de bilirrubina total y de bilirrubina conjugada, y que debe detectarse y tratarse inmediatamente. El tratamiento suele ser quirúrgico y la finalidad es la de prevenir una lesión hepática muy grave (cirrosis) que podría suponer la necesidad de un trasplante de hígado durante el primer o segundo año de vida. A pesar de la cirugía, algunos niños siguen necesitando un trasplante de hígado.

Bilirrubina total

En recién nacidos, la medida de la bilirrubina es muy importante para establecer la causa de la ictericia cuando existe. Unos niveles excesivos de bilirrubina no conjugada lesionan el cerebro en desarrollo del bebé y pueden producir retraso mental, dificultades en el aprendizaje y en las capacidades intelectuales, pérdidas auditivas o trastornos oculares. Es muy importante identificar rápidamente aumentos de bilirrubina en los recién nacidos y tratarlos inmediatamente. En la ictericia fisiológica del recién nacido y en la enfermedad hemolítica del recién nacido, tan solo aumenta la bilirrubina no conjugada (indirecta). En los casos en que existe lesión hepática (hepatitis neonatal y atresia de vías biliares), que son mucho menos frecuentes, también existen aumentos de bilirrubina conjugada (directa). Los recién nacidos presentan con frecuencia aumentos de los niveles de bilirrubina total y no conjugada especialmente durante los 3 primeros días. A menudo se habla de ictericia fisiológica del recién nacido, que se debe a una inmadurez del hígado del bebé. La situación se suele resolver por sí misma en unos pocos días. En la enfermedad hemolítica del recién nacido pueden destruirse los hematíes debido a una incompatibilidad entre la sangre de la madre y la del hijo; estos casos deben tratarse, ya que los niveles elevados de bilirrubina no conjugada pueden causar daños cerebrales en el bebé.

Rango saludable: 0,3 - 1,3 ó 1,9 mg/dL (5,1 - 22 µmol/L)

Un adulto sano produce de 250 a 350 mg de bilirrubina diarios, de los cuales el 85% deriva de hematíes dañados o viejos que han muerto, y el porcentaje restante de la médula ósea o del hígado. En condiciones normales se pueden liberar hacia la sangre pequeñas cantidades de bilirrubina no conjugada, aunque su presencia es mínima. Las pruebas de laboratorio permiten medir ambas formas de bilirrubina, conjugada y no conjugada, y también se puede proporcionar una medida de toda la bilirrubina o bilirrubina total (suma de las anteriores).

Aumento

Si es un poco elevado por encima de los rangos esperados, pero con todas las otras enzimas (LDH, GOT, GPT, GGT) dentro de los valores esperados, es probablemente una condición conocida como síndrome de Gilbert y no es significativa.

Si los niveles de bilirrubina en sangre aumentan puede aparecer ictericia, y la piel y/o la conjuntiva ocular tomarán un color amarillento.

Aumentos de bilirrubina total a expensas principalmente de bilirrubina no conjugada o indirecta suelen deberse a:

Anemia hemolítica o anemia perniciosa

Reacción transfusional

Cirrosis

Síndrome de Gilbert, trastorno metabólico frecuente debido a niveles disminuidos de una enzima que añade moléculas de azúcar a la bilirrubina.

Directa o conjugada

Rango saludable: 0,1 - 0,4 mg/dL (1,7 - 6,8 μmol/L)

Cuando los niveles de **bilirrubina conjugada o directa** aumentan más que los de la forma no conjugada o indirecta, suele existir un problema asociado a una disminución de la eliminación de la bilirrubina por parte de las células hepáticas, como puede suceder en:

Hepatitis víricas

Reacciones a fármacos

Enfermedad hepática de causa alcohólica.

También cuando se destruyen demasiados hematíes (anemias hemolíticas) o se produce una obstrucción física al paso de bilis.

También aumenta más la forma conjugada (directa) de la bilirrubina respecto a la no conjugada (indirecta), cuando existen bloqueos u obstrucciones de los conductos biliares, como:

Presencia de piedras en los conductos biliares.

Tumores

Lesiones de las vías biliares que acaban por obstruir los conductos.

Algunos trastornos hereditarios raros en los que está alterado el metabolismo de la bilirrubina (síndromes de Rotor, de Dubin-Johnson y de Crigler-Najjar) también pueden hacer aumentar las concentraciones de bilirrubina.

Esto proporciona información sobre las funciones hepáticas y renales, problemas en los conductos biliares, y anemia.

Disminución:

Los valores bajos no preocupan.

Bilirrubina no conjugada

Rango saludable: 0,2 - 0,9 mg/dL (3,4 - 15,2 µmol/L)

Aumento

La *bilirrubina no conjugada,* procedente de los hematíes, suele deberse a anemia de tipo hemolítico. Otras enfermedades que causan cifras altas son las intoxicaciones por hierro o cobre, y los depósitos de lípidos elevados.

Indica que se está produciendo demasiada bilirrubina, normalmente por destrucción de hematíes (hemólisis), o bien que el hígado es incapaz de procesar la bilirrubina por la existencia de alguna enfermedad hepática como cirrosis o ciertos trastornos hereditarios.

Pruebas relacionadas: ALT, AST, Fosfatasa alcalina, GGT, Hemograma, Hepatitis A, Hepatitis B, Hepatitis C, Perfil Hepático, Urianálisis.

CALCIO

El calcio se controla en la sangre por las glándulas paratiroides y los riñones. Se encuentra principalmente en los huesos y es importante para la coagulación adecuada de la sangre, la actividad del sistema nervioso y celular, así como en la contracción muscular.

Rango saludable:

9,0 a 10,5 mg / dL (los ancianos suelen marcar un poco más bajo)

Aumento:

Un nivel elevado de calcio puede deberse a medicamentos como los diuréticos tiazídicos, trastornos hereditarios de la regulación del calcio en los riñones o el exceso de actividad de la glándula paratiroidea o de vitamina D.

El exceso de calcio en la sangre podría indicar problemas renales; tiroides o paratiroides glándulas demasiado activas; ciertos tipos de cáncer, incluyendo linfoma; problemas con el páncreas; o una deficiencia de vitamina D.

También por:

Estar con reposo en cama durante mucho tiempo

VIH/SIDA

Hiperparatiroidismo

Infecciones que causan granulomas, como tuberculosis y ciertas infecciones micobacterianas y micóticas.

Tumor metastásico del hueso.

Mieloma múltiple.

Hiperactividad de la glándula tiroides (hipertiroidismo) o demasiado medicamento de reemplazo de hormona tiroidea.

Enfermedad de Paget

Sarcoidosis

Tumores que producen una sustancia similar a la hormona paratiroidea.

Uso de ciertos medicamentos, como litio, tamoxifeno y tiazidas.

Disminución:

El calcio bajo puede deberse a ciertos trastornos metabólicos, como la hormona paratiroidea insuficiente o medicamentos como Fosamax o diuréticos tipo furosemida. El calcio se une a la albúmina en la sangre, por lo que un nivel de albúmina bajo hará que el nivel de calcio total en la sangre caiga.

•Trastornos que afectan la absorción de nutrientes de los intestinos.

•Hipoparatiroidismo

•Insuficiencia renal

•Nivel bajo de albúmina en la sangre.

•Enfermedad hepática

•Deficiencia de magnesio.

•Osteomalacia

•Pancreatitis

•Deficiencia de vitamina D.

Pruebas relacionadas: Albúmina, Fósforo, Magnesio, PTH, Vitamina D.

Calcio corregido

La calcemia normal oscila entre 2.2-2.6 mmol/L (9-10.5 mg/dL), y el ionizado, de 1.1-1.4 mmol/L (4.5-5.6 mg/dL).

Dado que aproximadamente el 46% del calcio sérico va unido a la albúmina, cuando se mide el calcio iónico, no hay que hacer ninguna corrección en casos de hipoalbuminemia, pero si, como habitualmente, lo que se determina es el calcio total en suero, en casos de hipoalbuminemia, añadiendo al determinado analíticamente un factor dependiente de la diferencia entre la albúmina actual y la normal. Por ello, en caso de hipoalbuminemia, el calcio corregido es más elevado que el determinado.

CHCM

Concentración de hemoglobina corpuscular media

Es la concentración media de hemoglobina existente en las células rojas de la sangre. Se utiliza para ayudar a diagnosticar el tipo (causa) y la severidad de la anemia.

Rango saludable

El nivel normal de CHCM se encuentra entre un 28% y un 36% para los adultos y entre un 32 y un 34% para los niños.

Aumento:

("Hipercrómica") en la esferocitosis hereditaria, enfermedad de células falciformes y la enfermedad de la hemoglobina C homocigotos. Enfermedad hepática, deficiencias de vitamina B12 y ácido fólico.

Disminución:

Cuando la CHCM se encuentra en un nivel bajo, esto puede significar que una persona tiene anemia por deficiencia de hierro. Este tipo de anemia puede ser causada por insuficiencia de hierro en la dieta o por pérdida de sangre. La pérdida de sangre, como podría ocurrir a los pacientes con tumores en el colon y tumores en otras partes del tracto gastrointestinal, puede causar bajos niveles de hierro y de CHCM.

CISTATINA

La cistatina C es una pequeña proteína producida por todas las células nucleadas del organismo. Se encuentra presente en gran variedad de fluidos orgánicos, entre ellos, la sangre. Una vez producida y liberada a la circulación, la cistatina C se degrada a una tasa constante. Esta prueba mide la cantidad o concentración de cistatina en sangre y es útil para evaluar la función renal.

La cistatina C es filtrada de la sangre por los glómerulos, que son agrupaciones renales de vasos sanguíneos diminutos que permiten el paso de agua, de algunas sustancias disueltas y de sustancias de desecho a través de su pared, impidiendo el paso de células sanguíneas y de proteínas de gran tamaño. El producto que pasa a través de las paredes glomerulares es conocido como ultrafiltrado (es un fluido). Los riñones reabsorben de este fluido la cistatina C, la glucosa y algunas otras sustancias. El resto de fluido y de productos de desecho llegan a la vejiga urinaria y son vertidos al exterior por la orina. La cistatina C reabsorbida se degrada, de manera que ya no vuelve a incorporarse como tal a la circulación sanguínea.

Aumento:

La tasa a la que se produce este fluido ultrafiltrado se conoce como tasa de filtrado glomerular (TFG). Si los riñones funcionan correctamente, las concentraciones de cistatina C en la sangre permanecen estables, pero a medida que la función renal va deteriorándose, su concentración empieza a aumentar. Este aumento se produce a medida que la tasa de filtrado glomerular disminuye, y a menudo puede detectarse de manera precoz, antes de que se pueda objetivar la disminución de esta última.

Disminución:

Un fallo de la función renal lleva a una disminución de la TFG y a aumentos de cistatina C y de otras sustancias normalmente filtradas por los glómerulos, como la creatinina.

La cistatina C ha despertado un gran interés como prueba para evaluar la función renal debido a que sus niveles fluctúan según como varíe la TFG. Las pruebas que se solicitan normalmente para evaluar la TFG son la creatinina -producto de desecho del metabolismo muscular-, la urea y la tasa estimada de filtrado glomerular (consiste en una estimación de la TFG normalmente calculada a partir de la concentración de creatinina en sangre). Sin embargo, y contrariamente a lo que acontece con la creatinina, la cistatina C no se afecta de manera significativa por la masa muscular, edad, sexo, raza o dieta, y por este motivo se piensa que puede constituir un marcador más fiable de función renal y que su incorporación en fórmulas de estimación del filtrado glomerular se traduciría en una mayor exactitud de las fórmulas.

Pruebas relacionadas: aclaramiento de creatinina, albúmina en orina y cociente albúmina/creatina en orina, Beta 2 microglobulina.

CISTINA

La medición de los niveles de cistina en sangre se realiza para el estudio de enfermedades hereditarias metabólicas. La cistina es un componente de las proteínas cuyos niveles se relacionan con la ingesta de proteínas. La cistinosis es la incapacidad para procesar la cistina provocando una acumulación y daño en órganos.

Aumento:

Niveles altos en orina se han descrito como generadoras de litiasis.

Disminución:

Los niveles bajos de cistina pueden ser por falta de aporte proteico o por enfermedad renal de Fanconi, donde la cistina se pierde en la orina.

La cistinuria es una aminoaciduria debida a un transporte defectuoso de cistina y de aminoácidos dibásicos (arginina, ornitina, y lisina) en la membrana apical del epitelio intestinal y túbulo proximal renal. El resultado es una ausencia de reabsorción de cistina en el túbulo proximal renal produciendo un exceso de cistina en orina y con la consiguiente formación de cálculos renales. Se forma a partir de la oxidación de dos moléculas de cisteína.

Los cálculos de cistina son muy difíciles de eliminar por litotricia a diferencia del resto de cálculos. Por lo tanto, debería de llevarse a cabo una terapia no invasiva para prevenir la recidiva en la formación de cálculos. Esta terapia estaría basada en una alta ingesta de líquidos, alcalinización de la orina, y empleo de agentes quelantes. A la hora de preservar la función renal es necesaria la combinación de estas tres medidas terapéuticas tanto para disminuir la recurrencia como la morbilidad de la enfermedad.

COLESTEROL

El colesterol es un esteroide soluble en grasa, de hecho, es el esteroide más abundante en el cuerpo. Lejos de ser perjudicial, cuando está debidamente regulado es una molécula de importancia crítica, esencial en la formación de un número de funciones clave.

Es esencial en la formación de cada membrana de las células del cuerpo, por no mencionar el hecho de que el cerebro se compone sobre todo de colesterol -en gran parte en las vainas de mielina que aíslan las células nerviosas y las sinapsis que transmiten los impulsos nerviosos.

Interviene en la formación de ácidos biliares, vitales para la digestión de las grasas.

Los rayos solares lo transforman en vitamina D para proteger la piel de agentes químicos y evitar la deshidratación.

A partir de él se forman ciertas hormonas, como las sexuales y las tiroideas.

Como es una molécula soluble en la grasa, el colesterol no puede ser fácilmente transportado en la sangre -un medio a base de agua-. Por lo tanto, el cuerpo convierte el colesterol en moléculas solubles en agua conocidas como lipoproteínas para que pueda ser transportado. Las lipoproteínas se componen de una carcasa exterior hecha de un fosfolípido que hace que la partícula sea soluble en agua, un núcleo de grasas (lípidos), incluyendo el colesterol, y una molécula de proteína (apolipoproteína) que permite que los tejidos la reconozcan.

En resumen, a partir del colesterol se forman:

Corticoides (glucocorticoides y mineralcorticoides).

Hormonas sexuales masculinas (andrógenos y testosterona). Los esteroides anabolizantes son de origen andrógeno.

Hormonas sexuales femeninas.

Facilita la conversión del ergocalciferol (Vitamina D2) a colecalciferol (vitamina D3).

Índice aterogénico (Col. total/HDL)

Rango saludable: 3-6

Tipos de riesgo aterogénico

La cantidad de colesterol nos lleva a:

Riesgo aterogénico I. Este valor surge de la relación entre los valores de colesterol LDL/ colesterol HDL. Su valor de referencia debe ser menor a 3.

Riesgo aterogénico II. Este valor surge de la relación entre los valores de colesterol total/ colesterol HDL. Su valor de referencia debe ser menor a 5.

Riesgo aterogénico III. Este valor surge de la relación entre los valores de colesterol total/ triglicéridos. Su valor de referencia debe ser entre 0.95 y 1.30.

Rango saludable de colesterol total: menor de 200 mg/dl. (cifra controvertida)

El colesterol es medido en miligramos (mg) en 1/10 litro de sangre (dl).

Menos de 200 mg/dl: Deseable

200 - 239 mg/dl: Límite aceptable

Más o igual a 240 mg/dl: Alto

Un nivel de colesterol total de menos de 200, y un colesterol LDL de 100 o menos, es considerado óptimo por el Instituto Nacional del Corazón, los Pulmones y la Sangre.

A medida que el nivel de colesterol en la sangre aumenta, también lo hace la posibilidad de alterar las arterias debido a la placa de colesterol acumulado. Tal proceso de la enfermedad se denomina arterioesclerosis. No confundir con aterosclerosis, un síndrome caracterizado por el depósito e infiltración de sustancias lipídicas en las paredes de las arterias de mediano y grueso calibre. Ambas alteraciones pueden coexistir. Cuando las arterias que alimentan el corazón se tapan, se puede producir un ataque al corazón. Si las arterias que van al cerebro se ven afectadas, entonces el resultado es un accidente cerebrovascular.

Los valores consensuados son muy útiles para determinar si un paciente tiene alto o bajo riesgo de arteriopatía, pero hay casos muy difíciles de determinar el riesgo. Por ejemplo: en el caso que uno posea colesterol de 280mg/dl (alto riesgo) pero con un nivel de HDL de 70 mg/dl (bajo riesgo) ¿qué riesgo posee?

Algunos médicos calculan el riesgo ratio: ratio=colesterol total/HDL

Una ratio de 4,5 supone un riesgo medio

Ratios de 5,1 o superiores supone un riesgo muy elevado

La ratio ideal es de 3,5 o inferior.

Siguiendo con el ejemplo, a pesar del nivel elevado de colesterol total de 280 mg/dl, gracias al nivel de HDL de 70 mg/dl el paciente se encuentra, con una ratio de 4, por debajo del nivel de riesgo medio. Con este tipo de ratios, se puede predecir con más exactitud las arteriopatías coronarias que con los niveles de colesterol total.

Existen ciertos factores de riesgo que predisponen a la elevación de los niveles de colesterol: Influencia del entorno y del medio; una dieta rica en grasas, colesterol y proteínas, pero baja en fibras; la obesidad, y el sedentarismo, etc.

Aumento

Elevado es entre 220-260 mg/dl, y excesivo más de 260 mg/dl. Estas cifras han bajado en los últimos años.

Diabetes

Enfermedad renal

Síndrome ovárico poliquístico

Embarazo y afecciones que incrementen los niveles de hormonas femeninas

Glándula tiroides hipoactiva.

Los medicamentos, como ciertos anticonceptivos, diuréticos, betabloqueadores y algunos otros usados para tratar la depresión, también pueden elevar los niveles de colesterol. Varios trastornos que se transmiten de padres a hijos llevan a que se presenten niveles anormales de colesterol y triglicéridos. Estos incluyen:

Hiperlipidemia familiar combinada

Disbetalipoproteinemia familiar

Hipercolesterolemia familiar

Hipertrigliceridemia familiar.

Tipos

Hay cuatro tipos principales de colesterol: lipoproteínas de alta densidad (HDL), lipoproteínas de baja densidad (LDL), lipoproteínas de muy baja densidad (VLDL) y lipoproteínas de densidad intermedia, conocida como IDL.

Las lipoproteínas son una familia de partículas macromoleculares interrelacionadas desde el punto de vista funcional y metabólico. Esencialmente sirven para transportar lípidos insolubles en agua por el torrente circulatorio.

Los quilomicrones y las lipoproteínas de muy baja densidad (VLDL) se sintetizan en el intestino e hígado, respectivamente, como grandes partículas de transporte de triglicéridos hacia el músculo y tejido adiposo.

Las lipoproteínas de baja densidad (LDL), producto del catabolismo de las VLDL, liberan colesterol a las células periféricas, mientras que las HDL lo devuelven al hígado para su posterior excreción. Estas lipoproteínas comparten una estructura común: un centro de triglicéridos y ésteres de colesterol rodeado por una cubierta superficial con varios polipéptidos anfipáticos (apolipoproteínas), fosfolípidos y colesterol libre. En el caso de las HDL, esta composición relativamente simple enmascara considerable heterogeneidad; de hecho, las HDL pueden subdividirse según su movilidad electroforética, densidad, tamaño y contenido de apolipoproteínas.

Las IDL o lipoproteínas de densidad intermedia, tienen una vida media relativamente corta y están normalmente en la sangre en concentraciones muy bajas. En un estado hiperlipoproteinémico de tipo III, la concentración de IDL en sangre está elevada. Contienen principalmente diversos triglicéridos y ésteres de colesterol, eliminándose del plasma sanguíneo a través del hígado, o bien son degradadas de nuevo para formar partículas de LDL.

Colesterol HDL *(lipoproteínas de alta densidad)*

HDL con frecuencia se denomina colesterol "bueno". Estas lipoproteínas están hechas de grasa y proteína y transportan colesterol, triglicéridos y otras grasas (lípidos), en la sangre desde otras partes del cuerpo hasta el hígado, no permitiendo que otras lipoproteínas se peguen a la pared celular. Los aspectos notables de estas partículas son su alto contenido de proteína (50 %) y su relativamente alto contenido de fosfolípidos (30 %).

Generalmente, las HDL son divididas en dos subclases: HDL2 y HDL3. Las HDL2 son grandes y menos densas; las HDL3 son menores y más densas. Las HDL (HDL3, HDL1 y HDL2) no se secretan directamente, sino que se forman en el plasma y en el espacio intercelular a partir de partículas nativas de HDL.

Las HDL primarias son partículas discoides formadas por apolipoproteína (apo) AI y fosfolípidos. Estas HDL inmaduras capturan con avidez el colesterol libre en la superficie de las células, que será metabolizado por la LCAT. El proceso da lugar a la formación de HDL3 esféricas, HDL2 y HDL1. De esta manera, la LCAT colabora con el transporte invertido de colesterol.

Rango saludable: Este tipo de colesterol debería ser de más de 35 mg/dl, considerándose insuficiente con menos de 25 mg/dl. Hombres: por encima de 40 mg/dL. Mujeres: por encima de 50 mg/dL

Aumento:

Los niveles altos de HDL intensifican varias veces las reacciones inflamatorias, y esto podría explicar la inflamación crónica latente que se asocia a un riesgo cardiovascular elevado en pacientes con insuficiencia renal. El mero análisis del nivel de HDL no resulta suficiente para establecer un pronóstico del riesgo cardiovascular, y relevante resulta su calidad o bien su composición.

Algunas personas que tienen niveles elevados de colesterol HDL todavía están en alto riesgo de enfermedad cardiaca. De hecho, un ensayo sobre torcetrapib, un medicamento que elevaba los niveles de colesterol HDL se suspendió en 2006 cuando se conoció que la gente que tomaba el medicamento estaba en mayor riesgo de ataque cardiaco y muerte.

Disminución:

Los niveles bajos de HDL a menudo son una consecuencia de la inactividad física, la obesidad o el hábito de fumar. También es común que las personas que padecen de diabetes tipo 2 tengan niveles bajos de colesterol HDL. Los hombres, en general, tienen niveles más bajos de colesterol HDL que las mujeres, porque la hormona femenina estrógeno aumenta el HDL. Pero cuando las mujeres dejan de menstruar, sus niveles de HDL pueden disminuir.

Colesterol no-HDL

El colesterol no-HDL se calcula restando el colesterol HDL del colesterol total, y representa el colesterol aterogénico, es decir, el colesterol que puede acumularse en las arterias, formando placas y originando estrechamiento y obstrucciones de los vasos sanguíneos. Este cálculo no se afecta por tener concentraciones altas de triglicéridos (como sucede para el colesterol LDL). El colesterol no-HDL puede ser útil para establecer el riesgo de enfermedad cardiovascular, especialmente si las concentraciones de triglicéridos son altas, debido a que el colesterol no-HDL se asocia a mayor riesgo. Si los niveles de triglicéridos son superiores a 200 mg/dL, el colesterol no-HDL puede utilizarse como una segunda diana de tratamiento (cambios en el estilo de vida y fármacos) para disminuir los niveles de lípidos en sangre.

Colesterol LDL *(lipoproteínas de baja densidad):* Suele aumentar por una dieta rica en grasas saturadas, mal funcionamiento hepático-biliar, exceso en la producción o por defecto en la degradación. Es calculado.

Las lipoproteínas de baja densidad (LDL) son las encargadas de transportar alrededor del 75% del colesterol por todo el organismo.

Las LDL humanas tienen una vida media de 2.5 días. Una vez unidas al receptor sufren endocitosis y son degradadas en lisosomas para liberar el colesterol. La síntesis endógena de colesterol y la cantidad de receptores de LDL están controlados por un mecanismo de retroalimentación negativa: cuando la concentración de colesterol en las células aumenta, se suprime la transcripción del gen del receptor de LDL, con lo cual se retarda la depuración plasmática de LDL. En cambio, con la reducción del nivel de colesterol celular se induce la transcripción génica del receptor para incrementar la captación celular de colesterol a partir del compartimiento circulante.

Estas son denominadas incorrectamente como colesterol "malo" y constituyen unas dos terceras partes del colesterol plasmático total. Están caracterizadas por elevados niveles de colesterol, principalmente en la forma de ésteres colesterílicos.

Su misión benéfica consiste en mantener y transportar el colesterol total, permitiendo que llegue a los tejidos periféricos y el componente proteico sea degradado en aminoácidos.

La fórmula para calcular el LDL es:

LDL= Colesterol total - Triglicéridos / 5 – HDL

Los triglicéridos por encima de 400 mg/dl, no son válidos para calcular el LDL.

Rango saludable:

Menos de 100 mg/dL- Óptimo

Entre 101 y130 mg/dL – Normal

Entre 131 y 160 mg/dL – Normal/alto

Entre 161 y 190 mg/dL – Alto

Más de 190 mg/dL – Muy alto

Aumento

Más de 130-160 mg/dl.

La gran mayoría de los casos de colesterol LDL alto se produce por un bloqueo en el mecanismo de intercambio de LDL a nivel hepático ocasionado por una dieta errónea de larga duración, aunque el tabaco y los sentimientos hostiles también tienen su influencia.

Disminución:

Hipertiroidismo.

Patologías hepáticas.

Enfermedades de malabsorción.

Enfermedad Celíaca.

Enfermedades genéticas.

Deficiencia de manganeso.

Enfermedades hematológicas.

Alimentación insuficiente.

Los niveles bajos se relacionan con la presencia de estados depresivos, problemas circulatorios (hemorragias) y enfermedades respiratorias, así como aumento del riesgo de cáncer.

Número de lipoproteínas del tipo LDL

Se trata de una prueba que evalúa el número de partículas LDL, en lugar de medir la cantidad de colesterol LDL. Normalmente, el colesterol LDL constituye un buen indicador del riesgo cardiovascular. Sin embargo, se sabe que personas con concentraciones totalmente normales de colesterol LDL presentan un riesgo elevado de desarrollar enfermedad cardiovascular. De manera similar, personas con ciertos trastornos crónicos como diabetes, pueden presentar mayor riesgo a pesar de que sus niveles de colesterol LDL sean normales. En estos casos es cuando se sugiere que el número de partículas LDL y su tamaño, pueden constituir un factor adicional a considerar a la hora de establecer el riesgo cardiovascular de un individuo.

Colesterol VLDL *(lipoproteínas de muy baja densidad):* Son precursoras de las lipoproteínas de baja densidad, pues transportan las grasas desde el interior del cuerpo hasta el hígado para su almacenamiento, o son degradadas rápidamente para formar lipoproteínas de densidad baja (LDL). Al final de un largo proceso son aclaradas en el hígado en su mayor parte y otra porción contribuirá a la coagulación sanguínea. Son relativamente bajas en proteínas, fosfolípidos y colesterol, pero altas en triglicéridos (55 a 95 %). En términos más amplios, estas partículas son denominadas «lipoproteínas ricas en triglicéridos».

Los triglicéridos en las VLDL se eliminan en los capilares mediante la enzima lipoproteína lipasa, por lo que las VLDL regresan a la circulación como una partícula más pequeña con un nuevo nombre: lipoproteínas de densidad intermedia (IDL).

Rango saludable: Entre 2 y 30 mg/dL.

Se trata de un complejo lipoproteico con una densidad entre la de las lipoproteínas de muy baja densidad y las lipoproteínas de densidad baja, aproximadamente entre 0,95 y 1,064 g/ml, con un pequeño diámetro de cerca de 35 nm. El producto tiene una vida media relativamente corta y está normalmente en la sangre en concentraciones muy bajas. En un estado hiperlipoproteinémico de tipo III, la concentración de IDL en sangre está elevada.

Colesterol IDL *(lipoproteínas de densidad intermedia)*

Conocidas como IDL, son un complejo lipoproteico con una densidad entre la de las lipoproteínas de muy baja densidad y las lipoproteínas de densidad baja, aproximadamente entre 0,95 y 1,064 g/ml, con un pequeño diámetro de cerca de 35 nm. El producto tiene una vida media relativamente corta y está normalmente en la sangre en concentraciones muy bajas. En un estado hiperlipoproteinémico de tipo III, la concentración de IDL en sangre está elevada.

Las partículas de IDL pierden la mayor parte de los triglicéridos, pero conservan los ésteres de colesterol. Algunas de las partículas de IDL son captadas rápidamente por el hígado, mientras que otras permanecen en la circulación donde sufren una nueva hidrólisis de triglicéridos y se convierten en LDL. Este dato es muy significativo para valorar su presencia.

Aunque se podría pensar intuitivamente que "densidad intermedia" se refiere a una densidad entre la de las lipoproteínas de baja densidad (LDL) y las de alta densidad (HDL), en realidad se refiere a una densidad entre las lipoproteínas de baja densidad (LDL) y las lipoproteínas de muy baja densidad (VLDL).

Rango saludable

La densidad de IDL está entre 1,006 y 1,019 g/ml y rangos en diámetro a partir del 25 a 50 nanómetros. En jóvenes y los individuos sanos, se compone de triaglycerol con aproximadamente 31% de colesterol, 29%, de fosfolípidos del 22% y18% de proteínas. Este tipo de lipoproteína no está generalmente presente en la sangre al ayunar.

Perfil lipídico
Se realiza para establecer el riesgo de desarrollar enfermedad cardiovascular y monitorizar el tratamiento.

Pruebas relacionadas: Apolipoproteína A y B, Colesterol LDL, Colesterol VLDL, Lipoproteína A, Triglicéridos.

CHCM (Concentración de Hemoglobina Corpuscular Media)

Concentración de hemoglobina comparada con el hematocrito, o lo que es igual, el porcentaje de hematíes.

Rango saludable: 35 g/dl

Aumento:

La CHCM hipercrómicas se encuentra en la esferocitosis hereditaria, enfermedad de células falciformes y la enfermedad de la hemoglobina C en homocigotas. Presencia de crioaglutininas.

Disminución:

La CHCM hipocrómica se da en las anemias microcíticas.

Pruebas relacionadas: Volumen corpuscular medio (VCM), Hemoglobina corpuscular media (HCM), Medición sérica de ferritina, Prueba de la capacidad total de unión del hierro, Determinación del volumen corpuscular medio eritrocitario, Determinación de concentración de hemoglobina corpuscular media, Determinación amplia de distribución de glóbulos rojos, Prueba de la concentración de hemoglobina total y hematocrito, Prueba de zinc protoporfirina, Medida de transferrina.

CKD-EPI (Filtrado glomerular estimado)

La enfermedad renal crónica (ERC) y las complicaciones que de ella se derivan requieren un diagnóstico precoz. Las guías KDIGO 2013 basan la definición y clasificación de la ERC en los valores de filtrado glomerular y albuminuria como criterios de estadiaje y marcadores pronóstico de la enfermedad.

El cálculo del filtrado glomerular se puede realizar en función de la concentración sérica de creatinina (mg/dl) y la edad según la ecuación de CKD-EPI (individuos de raza blanca).

Rango saludable:

El FG (Filtrado glomerular) normal varía en función de la edad, el sexo y el tamaño corporal. En los adultos jóvenes, oscila entre 120 y 130ml/min/1,73 m2 (o 180 l/día/1,73 m2).

Pruebas relacionadas: Albuminuria, glucosa, creatinina.

CLORO (Cl)

Rango saludable: 95-105 mEq / L

El anión cloruro se encuentra principalmente en nuestro fluido extracelular, jugando un papel importante en el equilibrio de fluidos tal como lo hace de sodio. El cloro también juega un papel importante en el equilibrio ácido-base; sin embargo, muchas veces se pasa por alto la prueba de cloro y en la mayoría de los casos cuando el valor de sodio es normal el valor del cloro será igualmente normal. Así que, en algunos hospitales, esas pruebas no se realizan muy a menudo.

La mayor parte del cloruro de ingerido se combina con el sodio (sal de cloruro de sodio) y la ingesta diaria normal es de aproximadamente 2 g.

Aumento:

Intoxicación con bromuro

Inhibidores de la anhidrasa carbónica (utilizados para tratar glaucoma)

Acidosis metabólica

Alcalosis respiratoria (compensada)

Acidosis tubular renal

Una dieta alta en sal y / o ciertos medicamentos son a menudo responsables de las elevaciones en cloruro. Medicamentos: Acetazolamida, Cloruro de amonio, Andrógenos, Cortisona, Estrógeno, Guanetidina, Metildopa, Antinflamatorios no esteroides (AINES).

El exceso de cloruro puede indicar un ambiente demasiado ácido en el cuerpo. También podría ser una bandera roja para la deshidratación, mieloma múltiple, trastornos renales, o disfunción de la glándula suprarrenal.

Disminución:

Enfermedad de Addison

Síndrome de Bartter

Quemaduras

Insuficiencia cardiaca congestiva

Deshidratación

Sudoración excesiva

Succión gástrica

Hiperaldosteronismo

Alcalosis metabólica

Acidosis respiratoria (compensada)

Síndrome de secreción inadecuada de hormona antidiurética

Vómitos

Medicamentos: Aldosterona, Compuestos que contengan bicarbonatos, Diuréticos de asa, Diuréticos tiazídicos, Triamtereno.

Pruebas relacionadas:

Neoplasia endocrina múltiple, Hiperparatiroidismo primario

CO2

Análisis de bicarbonato, HCO3-, Análisis del dióxido de carbono, TACO2, CO2 total, Prueba de CO2 en suero

CO2 refleja el estado de acidez de la sangre. El análisis de CO2 en sangre, análisis de bicarbonato, HCO3-, el análisis del dióxido de carbono, TACO2, el CO2 total o prueba de CO2 en suero, miden la cantidad de dióxido de carbono en la parte líquida de la sangre, llamada suero. Los niveles de CO2 en la sangre están influenciados por la función respiratoria y renal. Los riñones son responsables principalmente de mantener los niveles de bicarbonatos normales.

En el cuerpo, la mayor parte del CO2 se encuentra en la forma de una sustancia llamada bicarbonato (HCO3-); por lo tanto, el examen de CO2 en la sangre es en realidad una medida de su nivel de bicarbonato.

Los cambios en el nivel de CO2 pueden sugerir que se están perdiendo o reteniendo líquidos, lo cual causa un desequilibrio en los electrolitos corporales. También que hay delirio, demencia, acidosis tubular distal o proximal.

Rango saludable:

El Rango saludable: es de 23 a 29 mEq/L (miliequivalentes por litro).

Aumento:

Trastornos respiratorios

Síndrome de Cushing

Hiperaldosteronismo

Vómitos

Disminución:

Los bajos niveles de CO2 pueden ser, debido a un aumento de la acidez en la diabetes no controlada, enfermedad renal, trastornos metabólicos, o bajo CO2 por una hiperventilación crónica.

Enfermedad de Addison

Diarrea

Intoxicación con etilenglicol

Cetoacidosis

Enfermedad renal

Acidosis láctica

Acidosis metabólica

Intoxicación con metanol

Toxicidad por salicilatos (como la sobredosis de ácido acetilsalicílico)

CPK, CREATINA FOSFOQUINASA (CK)

CPK es una enzima que es muy útil para el diagnóstico de enfermedades del corazón y músculo esquelético. Esta enzima es la primera en elevarse después de un ataque al corazón (3 a 4 horas). Si la CPK es elevada en ausencia de lesiones del músculo cardíaco, este es un fuerte indicio de la enfermedad del músculo esquelético.

La enzima CPK se encuentra en alta concentración en corazón y músculo esquelético; y en baja concentración en el tejido cerebral. Se cataliza por vía metabólica de creatina-creatinina en las células musculares y tejido cerebral. Debido a su papel íntimo en la producción de energía, la CPK refleja el catabolismo del tejido normal.

La lesión del tejido muscular es la más probable. Cuando se presenta un daño en el músculo, la creatina-fosfocinasa se filtra al torrente sanguíneo. Encontrar cuál forma específica de creatina-fosfocinasa está elevada le ayuda a los médicos a indicar cuál es el tejido que ha sido dañado.

Este examen se puede utilizar para:

Diagnosticar ataque cardiaco.

Evaluar la causa de dolor torácico.

Determinar si hay daño a un músculo y su gravedad.

Detectar dermatomicosis, polimiositis y otras enfermedades musculares.

Establecer la diferencia entre hipertermia maligna e infección posoperatoria.

El patrón y el momento de un aumento o Disminución: de los niveles de la creatina-fosfocinasa pueden ser significativos al hacer un diagnóstico. Esto es particularmente cierto si se sospecha un ataque cardíaco.

En la mayoría de los casos, se utilizan otros exámenes en lugar de o junto a este para diagnosticar un ataque cardíaco.

Rango saludable:

Hombres: 5-35 ug / ml (mcg / ml);

Mujeres: 5-25 ug / ml

Recién nacido: 10-300 UI / L

Los factores que pueden afectar los resultados del examen son, incluyen cateterismo cardiaco, inyecciones intramusculares, traumatismo a los músculos, cirugía reciente y ejercicio fuerte.

Aumento:

Trauma celular.

Lesión cerebral o accidente cerebrovascular.

Convulsiones.

Delirium tremens.

Dermatomiositis o polimiositis.

Electrochoque.

Ataque cardíaco.

Inflamación del músculo cardíaco (miocarditis).

Muerte del tejido pulmonar (infarto pulmonar).

Distrofias musculares.

Miopatía.

Rabdomiólisis.

Hipotiroidismo.

Hipertiroidismo.

Pericarditis posterior a un ataque cardiaco.

Disminución:

El consumo de anticoagulantes puede disminuir el nivel de creatina fosfoquinasa en la sangre.

CK-MB (CPK MB)

Creatina Quinasa-MB

La CK-MB es una de las tres distintas formas (isoenzimas) de la enzima creatina-quinasa (CK) y se encuentra principalmente en el músculo cardíaco.

Los niveles de CK-MB, juntamente con los de la CK total, se determinan en personas que sufren dolor torácico para diagnosticar si han sufrido un infarto de miocardio. Puesto que una elevación de CK total puede indicar lesión en el músculo cardíaco pero también en otros músculos, la CK-MB ayuda a distinguir entre estas dos causas de aumento de CK.

Si el médico sospecha un infarto de miocardio y administra medicación anticoagulante al paciente, la determinación de CK-MB ayuda a controlar si la medicación ha funcionado. Cuando se disuelve el coágulo, la CK-MB tiende a elevarse y a descender rápidamente. Mediante determinaciones seriadas de CK-MB, el médico es capaz de determinar si la medicación es efectiva.

Los aumentos de CK-MB en personas con infarto de miocardio suelen detectarse a las 3-4 horas después del inicio del dolor torácico. A las 18-24 horas se produce un pico en la concentración de CK-MB, y posteriormente los niveles van disminuyendo.

A pesar de que la CK-MB es una prueba muy válida, ha sido totalmente reemplazada por la troponina, ya que esta última es más específica de lesión cardíaca.

La muestra hay que transportarla al laboratorio rápidamente debido a que la actividad de la CK disminuye significativamente después de 2 horas a temperatura ambiente.

Rango saludable:

Los niveles normales de creatina fosfoquinasa MB en el cuerpo no deben superar el margen del 6% del total de creatinas fosfoquinasas en el cuerpo. Su valor oscila entre los: 10-50 Ul/L a 30°C.

Aumento:

Cuando la isoenzima CPK-MB es elevada, superior a 5%, podría indicar fuerte daño en las células del miocardio.

La CPK-MB se eleva dentro de 4-6 horas después de un IM agudo, y vuelve a la normalidad a los 3-4 días. Los traumatismos y la cirugía elevarán los niveles de CPK.

Las personas con alta masa muscular, de raza negra o que realizan ejercicio severo, pueden tener sus niveles de CK total aumentados.

Disminución:

Cabe aclarar que, si la CPK2 permanece negativa por un tiempo igual o mayor a 48 horas después del episodio, la patología no se relaciona con un infarto de miocardio

Pruebas relacionadas:

Creatina quinasa, marcadores cardíacos, troponina

CORTISOL

Estudio del metabolismo suprarrenal.

El cortisol (hidrocortisona) es una hormona esteroidea, o glucocorticoide, producida por la glándula suprarrenal y controlada por la hormona de la hipófisis adrenocorticotropa (ACTH). Cuando los niveles de cortisol en sangre disminuyen, el hipotálamo libera la hormona liberadora de corticotropina (CRH), que actúa directamente sobre la hipófisis induciendo la producción de ACTH que estimula a las glándulas adrenales para que produzcan y liberen cortisol. Para asegurar una correcta producción de cortisol es imprescindible que el hipotálamo, la hipófisis y las glándulas adrenales funcionen adecuadamente.

Se libera como respuesta al estrés y a un nivel bajo de glucocorticoides en la sangre. Sus funciones principales son incrementar el nivel de azúcar en la sangre a través de la gluconeogénesis, suprimir el sistema inmunológico y ayudar al metabolismo de grasas, proteínas y carbohidratos. Además, disminuye la formación ósea.

Es sintetizada a partir del colesterol. En el ser humano, el colesterol libre en plasma se transforma en cortisol como resultado de la estimulación aguda con adrenocorticotropina (ACTH).

La mayor parte de cortisol en sangre circula unido a una proteína; tan solo un pequeño porcentaje circula en forma libre y es biológicamente activo. El cortisol libre se excreta por la orina, y también se encuentra presente en la saliva. Esta prueba mide la cantidad de cortisol en sangre, orina o saliva.

Los niveles de cortisol en sangre oscilan siguiendo un patrón de variación diurno, aumentando temprano durante la mañana y disminuyendo por la noche, alcanzando su valor mínimo alrededor de la medianoche. Este patrón que se conoce como ritmo circadiano, cambia si una persona tiene un trabajo de turnos irregulares (como el turno de noche) y duerme a diferentes horas del día; además puede alterarse cuando algún trastorno limita o estimula la producción de cortisol.

Otros glucocorticoides:

Cortisona, Prednisona, Prednisolona, Triamcinolona, Deflazacort, Betametaxona y Dexametasona.

Entre sus efectos están:

Inhibe la pérdida de sodio a través del intestino delgado.

Esta carga de sodio aumenta la excreción de potasio.

Actúa como una hormona antidiurética, controlando en parte la diuresis intestinal.

Incrementa la disponibilidad del cobre.

Debilita el sistema inmune y evita la proliferación de células T.

Coopera con la adrenalina para crear recuerdos a corto plazo de acontecimientos emocionales.

Incrementa la presión sanguínea.

Afecta al sistema reproductivo con incremento de la probabilidad de un aborto no provocado y, en algunos casos, infertilidad temporal.

Tiene efectos antiinflamatorios mediante la reducción de la secreción de histamina.

Es antialérgica al actuar sobre la histamina.

Estimula la detoxificación hepática.

Rango saludable:

8 A.M. a 12: 5 - 25 g/dL   (138 - 690 nmol/L)

12 a 8 P.M.: 5 - 15 g/dL   (138 - 414 nomol/L)

8 P.M. a 8 A.M: 0 - 10 g/dL   (0 - 276 nmol/L)

Cortisol Libre: 20 - 70 g/24 h (55 - 193 nmol/24 h)

Aumento:

Tumores productores de ACTH, localizados en la glándula pituitaria y/o en otras zonas del organismo en crecimiento y desarrollo excesivo (hiperplasia) o tumores de las glándulas adrenales.

La cafeína.

La falta de sueño.

El ejercicio físico intenso (alto VO2 max.) o prolongado estimula la liberación de cortisol para aumentar la gluconeogénesis y mantener la glucosa en sangre. Una nutrición adecuada y alto nivel de acondicionamiento, pueden ayudar a estabilizar la liberación de cortisol.

El hipoestrogenismo (bajo nivel de estrógenos) y la suplementación de melatonina, aumenta los niveles de cortisol postmenopausal en mujeres.

El estrés está asociado con altos niveles de cortisol.

Traumas severos pueden elevar los niveles de cortisol en la sangre por periodos prolongados.

Anorexia nerviosa.

El receptor de la serotonina 5HTR2C está asociado con el aumento de la producción de cortisol en hombres.

Disminución:

Insuficiencia suprarrenal secundaria, Actividad de la hipófisis disminuida, o cuando existe un tumor hipofisario que inhibe la producción de ACTH.

Insuficiencia suprarrenal primaria o enfermedad de Addison. Cuando las glándulas adrenales están dañadas o presentan una actividad disminuida, limitando la producción de cortisol.

La suplementación de magnesio reduce los niveles de cortisol sérico después del ejercicio aeróbico.

Los ácidos grasos Omega 3, en una dosis de forma dependiente (pero no significativamente), pueden reducir la liberación de cortisol influenciada por el estrés mental suprimiendo la síntesis de interleuquina-1 y 6 e intensificando la síntesis de interleuquina-2, donde el primero estimula más la liberación de CRH. Los ácidos grasos Omega 6, por otro lado, actúan inversamente en la síntesis de interleuquina.

La terapia musical puede reducir los niveles de cortisol en algunas situaciones.

El masaje terapéutico.

Las relaciones sexuales.

La risa y las situaciones humorísticas.

La fosfatidilserina derivada de la soja, interactúa con el cortisol pero la dosis correcta todavía no está clara.

La vitamina C puede disminuir ligeramente la liberación de cortisol en respuesta a un estresante mental.

El té negro puede acelerar la recuperación de una condición de cortisol alta.

Pruebas relacionadas:

ACTH, aldosterona, renina y GH.

CREATININA

Hay cierta confusión entre Creatina y Creatinina, siendo la *creatinina* un producto final del metabolismo de las proteínas, de la degradación de la creatina, formado en el hígado, riñones, intestino y páncreas, un producto de desecho en gran parte de la degradación muscular y de los aminoácidos. La prueba es utilizada para evaluar la filtración glomerular renal y el daño renal.

La *creatina* es una sustancia química que se encuentra en el cuerpo, más específicamente en los músculos, aunque también se puede obtener e incorporar a partir del consumo de carnes y pescado o de comprimidos elaborados en un laboratorio. Se utiliza para mejorar el rendimiento físico en los deportistas y para aumentar la masa muscular.

La *creatinina* debe ser eliminada por el riñón, siendo un indicativo de la función renal. La cantidad real de creatinina que una persona produce y excreta viene determinada por la masa muscular del individuo y por la cantidad de proteína que se ingiere por la dieta. Los varones tienden a tener concentraciones de creatinina superiores a las de mujeres y niños.

Rango saludable:

Varones: 0,8 - 1,2 mg / dl

Hembras: 0,6 a 0,9 mg / dl

Esta prueba proporciona una medida sensible del daño renal, debido a que la insuficiencia renal es prácticamente la única causa de la elevación de la creatinina. Similar a la creatina (un ácido orgánico nitrogenado), aparece en cantidades séricas proporcionales a la masa muscular del cuerpo.

A diferencia de la creatina, la creatinina es fácilmente excretada por los riñones, con mínima o ninguna absorción por los túbulos. Los niveles de creatinina, por lo tanto, están directamente relacionados con la tasa de filtración glomerular y dado que los niveles normalmente se mantienen constantes, los niveles elevados indican generalmente disminución de la función renal.

Aumento:

Niveles elevados de creatinina sérica se ven con mayor frecuencia en pacientes con enfermedad renal que ha dañado seriamente el 50% o más de las nefronas de los riñones.

El ácido ascórbico, los barbitúricos y los diuréticos pueden elevar los niveles de creatinina sérica. Los pacientes con masas musculares excepcionalmente grandes, como los atletas, pueden tener niveles superiores a la media de creatinina, incluso en la presencia de una función renal normal.

Niveles de creatinina elevados también se observan en personas con gigantismo y acromegalia.

Indica que el riñón no filtra en su totalidad, pudiendo indicar insuficiencia renal. Puede estar ocasionado por diabetes, hipertensión, litiasis, infecciones de repetición o prostatitis.

Disminución:

Pérdida de masa muscular. Por envejecimiento o una disminución de peso repentina, provocada por una gastroenteritis, por ejemplo.

Distrofia muscular. Conjunto de trastornos hereditarios que provocan una debilidad en los músculos y reduce su masa.

Miastenia gravis. Se trata de un trastorno autoinmune que detecta los músculos y los nervios como una substancia maligna y los ataca, debilitando las células.

Seguir una dieta baja en proteínas, ya que intervienen en la creación de la creatinina.

En mujeres embarazadas, los nutrientes se redirigen al bebé y pueden provocar deficiencias nutricionales en las madres.

Aclaramiento de creatinina

El aclaramiento de creatinina también proporciona una estimación de la función renal y de la tasa de filtrado glomerular (TFG) real. Para conocer el aclaramiento de creatinina se debe medir la creatinina en sangre y además, recoger orina durante 24 horas en la que también se medirá la creatinina. Una vez conocida la concentración de creatinina en sangre y en la orina de 24 horas, se puede calcular el aclaramiento de creatinina.

BUN/creatinina

Ratio De BUN / creatinina

Relación sana de BUN creatinina: 10: 1 a 20: 1 (hombres y personas de edad avanzada puede ser un poco más alto)

Esta prueba muestra si los riñones están eliminando los residuos correctamente. Los altos niveles de creatinina, un subproducto de las contracciones musculares, se excretan por los riñones y denota una menor función renal.

Cociente Urea/Creatinina

Ocasionalmente, al médico puede interesarle conocer el cociente existente entre las concentraciones de urea y de creatinina en sangre, para intentar determinar el proceso que causa unos niveles superiores a la normalidad. El cociente Urea/Creatinina acostumbra a situarse entre 10:1 y 20:1. Un cociente aumentado puede obedecer a una disminución del flujo de sangre hacia los riñones, como en una insuficiencia cardiaca congestiva o una deshidratación. También puede ser debido a un aumento de las proteínas, como sucede en los sangrados gastrointestinales, o como consecuencia de una dieta con alto contenido proteico. El cociente puede estar disminuido en enfermedades hepáticas (debido a una disminución de la formación de urea) y en la malnutrición.

DHEA

La podemos encontrar también con el nombre de androstenediona, clenbuterol, dehidroepiandrosterona, metiltestosterona, nandrolona y oxandrolona, siendo sintetizada a partir del extracto de Ñame silvestre (diosgenina). Equivocadamente se confunde con el ácido graso DHA.

Lo que ahora sabemos es que la dehidroepiandrosterona es una hormona producida por las glándulas suprarrenales y precursora de las hormonas esteroides testosterona y estrógenos. El DHEA disminuye con el avance de la edad, tanto en hombres como en mujeres, y existen numerosos estudios que indican que administrado por vía oral puede mejorar las funciones neurológicas e inmunes, así como los desórdenes ocasionados por el estrés y proteger contra algunos tipos de cáncer y enfermedades cardiovasculares.

La DHEA, la testosterona y otros andrógenos se utilizan para evaluar la función suprarrenal y para distinguir los trastornos suprarrenales de hipersecreción de andrógenos de aquellos que se originan en los ovarios o en los testículos. La DHEA también puede determinarse para facilitar el diagnóstico de los tumores adrenocorticales, de cánceres suprarrenales y de la hiperplasia suprarrenal, que puede ser congénita o de aparición adulta y para diferenciar estos casos de tumores y cánceres ováricos.

Rango saludable:

18-19 años: 145-395 ug/dL

50-59 años: 26-200 ug/dL

69 años en adelante: 17-90 ug/dL

Los rangos normales típicos para hombres son:

18-19 años: 108-441 ug/dL

50-59 años: 70-310 ug/dL

69 años en adelante: 28-175 ug/dL

Aumento:

Hiperplasia suprarrenal congénita (un raro trastorno genético)

Tumor benigno o maligno de la glándula suprarrenal

Síndrome del ovario poliquístico.

Disminución:

Es más baja en algunas personas con anorexia, enfermedades renales en etapa terminal, diabetes tipo 2, SIDA, insuficiencia suprarrenal y en pacientes gravemente enfermos. Los niveles de DHEA también se pueden reducir de forma drástica por un determinado tipo de drogas, entre las que se incluyen la insulina, los corticosteroides, los opiáceos y el danazol.

Los niveles bajos de DHEA-S están vinculados con los signos del envejecimiento e incluyen las siguientes afecciones:

- Osteoporosis

- Demencia

- Disfunción eréctil

- Atrofia vaginal o inflamación de la vagina debido al adelgazamiento y encogimiento de los tejidos vaginales y disminución de la lubricación vaginal.

- Disminución de la libido o impulso sexual.

  También es posible que tenga un nivel bajo de DHEA-S si tiene lupus, síndrome de fatiga crónica, enfermedad de Crohn o SIDA.

Pruebas relacionadas:

La concentración de DHEAS también suele determinarse juntamente con otras hormonas como FSH, LH, prolactina, estrógenos y testosterona, y para ayudar a resolver otras posibles causas de infertilidad, amenorrea e hirsutismo.

Se deberán analizar ACTH y SHBG.

ELECTROFORESIS DE PROTEÍNAS SÉRICAS E INMUNOFIJACIÓN

La electroforesis en suero se utiliza para identificar la presencia de proteínas anómalas, para identificar si falta alguna de las proteínas normales y para determinar si diferentes grupos de proteínas en sangre están aumentados o disminuidos.

Una vez establecido el diagnóstico, la electroforesis se solicita a intervalos regulares para monitorizar la evolución de la enfermedad y la eficacia del tratamiento. Ejemplos:

Alteración en los niveles de proteínas totales y/o albúmina, proteínas en orina, calcio, o ante disminuciones del recuento de células de la sangre (leucocitos y/o eritrocitos).

Inflamaciones, enfermedades autoinmunes, infecciones agudas o crónicas, enfermedad renal o hepática, o situaciones en las que existen pérdidas importantes de proteínas.

Mieloma múltiple, dolor óseo, anemia, cansancio, fracturas inexplicables o infecciones recurrentes. Tratamiento del mieloma múltiple para saber si la cantidad de proteína monoclonal va disminuyendo o acaba incluso desapareciendo gracias al tratamiento.

La aspirina, los bicarbonatos, la clorpromacina, los corticoesteroides, y la neomicina pueden alterar los resultados de la electroforesis proteica.

Pruebas relacionadas: Albúmina, Alfa-1 Antitripsina, Detección de anticuerpos, Proteínas.

ELECTROLITOS SÉRICOS

Pruebas metabólicas completas; Chem-20; SMA20; Análisis secuencial multicanal con computadora (20 pruebas).

Los electrolitos en suero son sales minerales disueltas en la sangre y por ello se encuentran en todo el cuerpo y juegan un papel importante en el mantenimiento de todas las funciones corporales.

Llevan una carga eléctrica y afectan la cantidad de agua en el cuerpo, la acidez de la sangre (el pH), la actividad muscular y otros procesos importantes. El agua no contiene electrolitos. La función de estos en conjunto es:

Repartir el agua a nuestro organismo.

Regular la presión osmótica (equilibrio entre los líquidos extracelulares e intracelulares).

Participar en la neutralidad eléctrica del organismo.

Mantener el equilibrio ácido-base.

Favorecer el transporte del CO_2 en la sangre.

Pueden ser ácidos, bases y sales.

La determinación de electrolitos puede ser una parte muy importante en la gestión del paciente con deshidratación y muchos otros trastornos relacionados. Para realizar la prueba hay que tener en cuenta:

El paciente ha recibido una gran comida con alto contenido de sodio.

Si está con dieta especial de restricción de sodio o de otros nutrientes.

Cualquier otra condición como la diabetes que pueda influir en los resultados de la prueba.

Existen muchas causas de un desequilibrio electrolítico, entre ellas:

Pérdida de fluidos corporales por períodos prolongados con vómitos, diarrea, sudoración o fiebre alta.

Dieta inadecuada y falta de vitaminas de los alimentos.

Malabsorción: el cuerpo no puede absorber estos electrolitos debido a distintos trastornos estomacales, medicamentos, o por la forma en que se ingieren los alimentos.

Trastornos hormonales o endocrinológicos.

Enfermedad renal.

Una complicación de la quimioterapia es el síndrome de lisis tumoral. Esto ocurre cuando el cuerpo destruye las células tumorales rápidamente después de la quimioterapia y baja el nivel de calcio en sangre, aumenta el nivel de potasio y se producen otras anormalidades electrolíticas.

Ciertos medicamentos pueden causar un desequilibrio electrolítico, como, por ejemplo:

Medicamentos para quimioterapia (cisplatino)

Diuréticos (furosemida o bumetanida)

Antibióticos (amfotericina B)

Corticosteroides (hidrocortisona).

Anión gap (AG)

El anión gap (AG) es un valor calculado que surge de los resultados obtenidos en el panel electrolítico. Se utiliza para distinguir entre la acidosis metabólica con anión-gap, de la que no cursa con anión-gap y suele utilizarse de manera rutinaria en el ámbito hospitalario y en los servicios de urgencias para diagnosticar y monitorizar a los pacientes con trastornos agudos. Si se detecta una acidosis metabólica con anión-gap, el AG puede utilizarse para monitorizar la efectividad del tratamiento del trastorno subyacente.

De manera específica, el AG evalúa la diferencia entre las partículas eléctricas determinadas y las no determinadas (iones y electrolitos) en la porción líquida de la sangre. Según el principio de la neutralidad de la carga eléctrica, el número de iones positivos (cationes) debe ser igual al número de iones negativos (aniones). Sin embargo, no todos los iones se determinan de manera rutinaria. El AG calculado representa los iones no determinados y consiste principalmente en aniones; de ahí el nombre de "anión gap". La fórmula que se utiliza de manera más común es:

Anión Gap (AG) = sodio (cloruro+bicarbonato (CO_2 total)

No obstante, existen otras fórmulas para calcular el AG. Por ello, los resultados entre diferentes laboratorios no son comparables.

Cada fórmula de laboratorio debe establecer sus propios intervalos de referencia que deben quedar reflejados en el informe.

El anión-gap no es una prueba específica. Aumenta cuando lo hace el número de aniones no determinados, indicando un proceso de acidosis metabólica con anión-gap, pero no da información sobre la causa del desequilibrio. La acidosis metabólica debe tratarse para restaurar el equilibrio ácido-base, pero también se tiene que diagnosticar y tratar el trastorno subyacente causante de esta acidosis. Las causas de una acidosis metabólica pueden ser una diabetes no controlada, la inanición, lesiones renales y la ingesta de sustancias potencialmente tóxicas como productos anticongelantes, cantidades excesivas de aspirina o metanol. También puede darse un descenso del anión-gap; esto suele verse cuando la albúmina (que es un anión a la vez que una proteína) se encuentra a concentraciones bajas, mientras que las inmunoglobulinas (que son cationes a la vez que proteínas) están aumentadas.

Rango saludable

Calcio: 8.5 a 10.2 mg/dL.

Cloruro: 96 a 106 mEq/L.

CO_2 (dióxido de carbono): 23 a 29 mEq/L.

Potasio: 3.7 a 5.2 mEq/L.

Sodio: 135 a 145 mEq/L.

Los más comunes son:

Calcio

Aproximadamente la mitad del calcio en la sangre se fija a las proteínas. Un examen aparte mide el calcio que no está adherido a proteínas en la sangre. Dicho calcio se denomina calcio libre o ionizado.

Alrededor de la mitad del calcio total en la sangre se encuentra en forma libre (ionizado), y la otra mitad en su forma unida a proteínas (principalmente con la albúmina), y el nivel del calcio sérico es una medida de ambos. Cuando la albúmina sérica está baja (como en el paciente desnutrido), el valor del calcio sérico también estará bajo. Como regla nemotécnica, el calcio sérico total disminuye en unos 0.8 mg por cada descenso de 1 g de la albúmina sérica, por lo que debería medirse la albúmina con el calcio sérico. Una ventaja de medir sola la forma ionizada es que no se afecta por los cambios de la albúmina sérica.

El calcio intracelular cumple varias funciones: contracción muscular, secreción hormonal, metabolismo del glucógeno y división celular.

El calcio extracelular es la fuente de mantenimiento del calcio intracelular, algunas de las funciones del calcio extracelular son: proveer calcio iónico para la mineralizaron ósea, participar en la cascada de la coagulación y mantener el potencial de membrana plasmática.

Aumento:

La hipercalcemia es el trastorno hidroelectrolítico que consiste en la elevación de los niveles de calcio plasmático por encima de 10.5 mg/dL La hipercalcemia puede producir trastornos del ritmo cardíaco, así como un aumento en la producción de gastrina y úlceras pépticas.

Disminución:

La hipocalcemia es el trastorno hidroelectrolítico consistente en un nivel sérico de calcio total menor de 2.1 mmol/L u 8.5 mg/dL en seres humanos, y presenta efectos fisiopatológicos.

Cloruro

Este se encuentra en los líquidos extracelulares de nuestro organismo. La mayor parte de cloro en nuestro organismo es aportado por la sal de nuestra dieta. El cloro permite el buen funcionamiento del hígado, la producción de los jugos gástricos y el mantenimiento de los huesos. Está también muy a menudo en relación con el Sodio y el Potasio.

El cloro es el anión extracelular más importante. Su misión principal es mantener la neutralidad eléctrica, sobre todo formando una sal con el sodio. Sigue a las pérdidas de sodio (catión) y acompaña a los excesos de sodio para mantener la neutralidad eléctrica. Finalmente, el cloro sirve como un tampón para ayudar en el balance ácido-básico, ya a que a medida que aumenta el dióxido de carbono (y el catión H+), el bicarbonato tiene que moverse desde el espacio intracelular al espacio extracelular y para mantener la neutralidad eléctrica, el cloro se desplaza al interior de la célula.

Aumento:

Un nivel de cloruro superior a lo normal se denomina hipercloremia y puede deberse a:

•Intoxicación con bromuro

•Inhibidores de la anhidrasa carbónica (utilizados para tratar glaucoma)

•Acidosis metabólica.

•Alcalosis respiratoria (compensada).

•Acidosis tubular renal.

Disminución:

Un nivel de cloruro inferior a lo normal se denomina hipocloremia y puede deberse a:

•Enfermedad de Addison.

•Síndrome de Bartter.

•Quemaduras.

•Insuficiencia cardíaca congestiva.

•Deshidratación.

•Sudoración excesiva.

•Succión gástrica.

•Hiperaldosteronismo.

•Alcalosis metabólica

•Acidosis respiratoria (compensada).

•Síndrome de secreción inadecuada de hormona antidiurética (SIHAD).

•Vómitos.

Magnesio

Alrededor de la mitad del magnesio corporal se encuentra en el hueso y la otra mitad se encuentra dentro de las células de los tejidos y órganos corporales.

El magnesio es necesario para casi todos los procesos bioquímicos en el cuerpo. Ayuda a mantener las funciones nerviosas y muscular normales, conserva la fortaleza de los huesos, controla los latidos cardíacos y ayuda a regular la presión arterial. El magnesio también controla los niveles de azúcar en la sangre y ayuda a reforzar el sistema de defensa del cuerpo (sistema inmunitario).

Gran parte se halla unido a las moléculas de adenosín trifosfato (ATP), interviniendo en su fosforilación (importante por ser la mayor fuente de energía del organismo). Por tanto, este electrólito es crucial en casi todas las rutas metabólicas.

Aumento:

Las glándulas suprarrenales no están produciendo suficientes hormonas (enfermedad de Addison)

Pérdida de la función renal (insuficiencia renal crónica)

Pérdida de líquidos corporales (deshidratación)

Cetoacidosis diabética, un problema potencialmente mortal en las personas con diabetes

Producir menos orina de lo normal (oliguria).

Disminución:

Alcoholismo o abstinencia alcohólica grave (delirium tremens)

Diarrea crónica

Tratamiento para extraer los desechos de la sangre (hemodiálisis)

Cicatrización del hígado y pérdida de la función hepática (cirrosis)

La glándula suprarrenal produce demasiada hormona aldosterona (hiperaldosteronismo)

Las glándulas paratiroides no producen suficiente parathormona (hipoparatiroidismo)

Inflamación del páncreas (pancreatitis).

Demasiada insulina

Hipertensión y proteína en la orina en una mujer embarazada (preeclampsia)

Inflamación del revestimiento del intestino grueso y recto (colitis ulcerativa)

Fósforo

El fósforo, un mineral que se obtiene principalmente a través de los alimentos, ofrece beneficios para lo siguiente: formar huesos y dientes sanos, procesar la energía en el organismo, favorecer el funcionamiento de los músculos y los nervios.

El fósforo juega un papel importante en la salud ósea y se relaciona con los niveles de calcio.

Rango saludable

2.4 a 4.1 mg / dL

Aumento:

El exceso de fósforo podría indicar un problema en los riñones o de la glándula paratiroidea. El abuso del alcohol, el uso de antiácidos a largo plazo, el consumo excesivo de diuréticos o de vitamina D, y la malnutrición también pueden elevar los niveles de fósforo.

La hiperfosfatemia es usualmente secundaria a la incapacidad del riñón de excretar fosfato. Otros factores pueden relacionarse a la incrementada ingesta o al pasaje de fosfato desde el tejido hacia el fluido extracelular. Los signos y síntomas de hipofosfatemia pueden incluir el sistema cardiopulmonar, esquelético, gastrointestinal, neuropsiquiátrico, neuromuscular.

Las causas comunes abarcan:

Cetoacidosis diabética

Hipoparatiroidismo

Demasiado fosfato en la alimentación

Enfermedad hepática

Insuficiencia renal

Demasiada vitamina D

Uso de ciertos medicamentos como laxantes que contengan fosfato

Disminución:

La hipofosfatemia es un trastorno electrolítico en el cual existe niveles anormalmente bajos de fósforo en la sangre. Esta condición se puede observar en muchas causas, siendo más común cuando en los pacientes con desnutrición (especialmente pacientes con alcoholismo crónico) se les da grandes cantidades de carbohidratos, los cuales aumentan la demanda de fósforo por parte de las células, removiendo el fósforo sanguíneo (síndrome de realimentación). Los niveles por debajo de lo normal (hipofosfatemia) pueden deberse a:

Alcoholismo

Hipercalcemia

Hiperparatiroidismo

Desnutrición grave

Muy poca ingesta de fosfato

Vitamina D en la dieta, lo que ocasiona raquitismo (niñez) u osteomalacia (adultos).

Potasio

Este mineral es esencial para la transmisión de los impulsos nerviosos, el mantenimiento de las funciones musculares adecuados, y la regulación de los latidos del corazón.

Es el electrolito intracelular más abundante, participando en la contracción muscular y también en el equilibrio hidroelectrolítico, esencial para la transmisión del impulso nervioso. Grandes cambios en el valor del potasio pueden llevar a disturbios del ritmo cardiaco, disturbios sensoriales o problemas de la función muscular.

Junto con el sodio, regulan el balance de agua y del ácido-base en la sangre y los tejidos. Las concentraciones de potasio son 30 veces mayores en el interior de las células mientras que las concentraciones de sodio son 10 veces más bajas. Esta diferencia de concentraciones genera un gradiente electroquímico conocido como potencial de membrana. Esto hace que el sodio se mueva hacia adentro de la célula y que el potasio se mueva fuera de la misma generando un potencial eléctrico de membrana. Este potencial eléctrico ayuda a generar las contracciones musculares, el impulso nervioso y regular la función cardíaca.

Muchas enzimas requieren la presencia de potasio para activarse. Entre ellas, la enzima piruvato quinasa, importante en el metabolismo de los hidratos de carbono. De esta forma, está involucrado en el almacenamiento de carbohidratos que actúan de combustible para los músculos. Es esencial en la síntesis de proteínas y ácidos nucleicos.

Las principales fuentes naturales de potasio son el plátano, tomate y el pescado.

Rango saludable

3,7 y 5,2 mEq / L

Aumento:

Se denomina hiperkalemia a las concentraciones elevadas de potasio sérico (en el plasma). La hiperkalemia ocurre cuando la ingesta de potasio excede la capacidad que tiene el riñón de eliminarlo por orina.

Las causas de la hiperkalemia se deben a la ingesta excesiva de potasio, a una disminución de la excreción de potasio o cuando el potasio intracelular pasa al espacio extracelular. La causa más común es debido a la excreción disminuida por parte del riñón, especialmente en la insuficiencia renal. La sola ingesta excesiva de potasio no causa toxicidad en individuos sanos. Normalmente, para que ocurra hiperkalemia, el individuo presenta diferentes trastornos al mismo tiempo.

Disminución:

Se denomina hipokalemia o hipopotasemia a un trastorno en el equilibrio hidroelectrolítico de nuestro organismo caracterizado por niveles bajos de potasio en la sangre.

Existen diferentes causas que desencadenan la deficiencia de potasio, como ser:

Ingesta inadecuada de potasio: en dietas bajas en potasio. Normalmente se da en personas ancianas que no pueden comer bien o tragar la comida por problemas dentales o que se alimentan mal.

También en aquellas personas que reciben nutrición parenteral (por vía endovenosa) por un tiempo prolongado donde la suplementación de potasio es muy escasa. Las personas con desórdenes alimentarios como anorexia y bulimia padecen de hipokalemia entre otras deficiencias.

Pérdida excesiva de potasio gastrointestinal: asociado con diarreas, vómitos severos y abuso de laxantes.

Los diuréticos, fármacos que a menudo se dan por la presión arterial alta, pueden causar niveles bajos de potasio.

Sodio

Otro miembro de la familia de electrolitos, el sodio mineral ayuda a que se mantengan en equilibrio los niveles de agua del cuerpo, en los impulsos nerviosos y las contracciones musculares. Las irregularidades en los niveles de sodio pueden indicar deshidratación; trastornos de las glándulas suprarrenales; el consumo excesivo de sal refinada, corticosteroides, o medicamentos para aliviar el dolor; también, problemas con el hígado o los riñones.

Es el electrolito extracelular más abundante, que participa activamente en las funciones celulares y la sinapsis nerviosa. También participa en la correcta distribución de los fluidos corporales, ya que este electrolito atrae y retiene el agua.

La fuente principal de sodio está en la sal de cocina, sin embargo, hay que ser precavido con el elevado consumo de todo lo que contenga sal refinada, pues las altas concentraciones de sodio están asociadas con la hipertensión arterial y si se alteran las concentraciones de sodio en la sangre puede ocurrir un desequilibrio hidroelectrolítico del organismo. No ocurre así, al menos con la misma intensidad, con el uso de sal integral que contiene, entre otros: cloruro de sodio ($NaCl$) que monopoliza el total del peso con un 78% de ese precipitado, y el resto 75 elementos diferentes, entre ellos: magnesio, yodo, calcio, azufre, zinc, fósforo, manganeso, hierro, bromo, cobre, etc.

Rango saludable

135 a 145 mEq / L

Aumento:

Hipernatremia. Las causas principales, se deben a una acción insuficiente de la hormona vasopresina o ADH (sea por déficit de producción en hipófisis o por falta de respuesta renal), a pérdidas excesivas de agua, y a un balance positivo de sal.

Disminución:

Hiponatremia. Se considera hiponatremia cuando la concentración de sodio en plasma es menor a 135 meq/L (miliequivalentes/litros). Las causas principales incluyen: pérdidas grandes de sodio (por uso de diuréticos, diuresis osmótica o perdida de solutos a través de la orina que arrastran agua y sodio).

ENZIMAS (Ver detalle)

Las enzimas son proteínas que actúan como catalizadores, sustancias que cambian las reacciones químicas y las tasas de estas reacciones en el cuerpo. Con su presencia, las reacciones son o bien lentas, o aceleradas.

Enzimas cardíacas

Las enzimas se encuentran en todas las células del cuerpo y si nos limitamos a las enzimas cardíacas, nos estamos refiriendo a las enzimas liberadas en el torrente sanguíneo durante el daño miocárdico. Estas enzimas se pueden utilizar en el diagnóstico de un infarto de miocardio.

El diagnóstico de infarto es la razón principal para el estudio de estas enzimas. Sin embargo, a partir de la discusión de cada enzima, se puede ver que el diagnóstico no se puede hacer rápidamente. El hecho de que las enzimas no estén exclusivamente en el músculo cardíaco, no hacen el diagnóstico muy seguro. En el ámbito clínico, una de las razones más comunes para la elevación de las enzimas, es la inyección intramuscular, pues lesiona el músculo. La ingestión de alcohol, y un trauma, también puede causar elevaciones que podrían nublar el diagnóstico.

Las lesiones de un infarto producen la liberación de unas sustancias del tejido del miocardio: mioglobina, troponinas cardíacas y creatina quinasa (CK) o creatina-fosfocinasa (CPK, por sus siglas en inglés). Estas enzimas son liberadas siguiendo un patrón temporal característico.

Otras enzimas

AST/SGOT (Ver)

LDH (también llamada LD) (Ver)

CPK (también llamada CK) (Ver)

AST, ALT, SGOT, SGPT, y GGT y fosfatasa alcalina son abreviaturas de proteínas llamadas enzimas que ayudan a todas las actividades químicas que tienen lugar dentro de las células. Se encuentran en los músculos, el hígado y el corazón. Las lesiones de las células liberan estas enzimas en la sangre.

También son enzimas hepáticas y musculares y pueden estar elevadas en problemas del hígado, hepatitis, ingestión excesiva de alcohol, lesión muscular y reciente ataque al corazón.

Isoenzimas

El término isoenzima también se utilizará en esta sección. Una isoenzima es una enzima que puede aparecer en múltiples formas, con ligeramente diferentes elementos químicos u otras características, y ser producido en diferentes órganos, aunque cada enzima realiza esencialmente la misma función. Las diversas formas son distinguibles en el análisis de sangre, que ayuda en el diagnóstico de la enfermedad. Las isoenzimas que catalizan la misma reacción fisiológica también pueden aparecer en diferentes formas, en diferentes especies animales.

Para resumir, una enzima de una proteína se compone de -una o más- isoenzimas, muy similares entre sí en su composición química, pero con diferencias que pueden ser medidas por ciertas pruebas de laboratorio. Por ejemplo, la enzima CPK tiene tres isoenzimas distintas. Estas isoenzimas son:

CK-BB (CK1) Isoenzima # 1

CK-MB (CK2) Isoenzima # 2

CK-MM (CK3) Isoenzima # 3

Los tres isoenzimas constituyen la principal enzima CPK (creatina fosfoquinasa) (CK - quinasa creatina). Sin embargo, como veremos más adelante, cada isoenzima se puede aislar a diferentes órganos del cuerpo y ayudar en el diagnóstico de ciertos trastornos.

Estas isoenzimas son:

CK-BB (CK1) Creatina quinasa (CK), también conocida como creatina fosfoquinasa (CPK) o fosfocreatín quinasa.

Se encuentra principalmente en el cerebro.

La medición de la creatina quinasa (CK), particularmente la isoenzima CK-MB, se ha convertido en un factor importante como herramienta en el diagnóstico del infarto de miocardio. Se ha llegado a la conclusión de que el músculo cardiaco es el único tejido humano normal que contiene suficiente cantidad de CK-MB para poderse evaluar.

Rango saludable: CK-BB: 0 por ciento.

Aumento:

CK-BB tiende a aumentar en respuesta a una lesión cerebral, meningitis, el crecimiento celular anormal, shock severo, apoplejía, hipotermia, o restricción del flujo sanguíneo al intestino.

CK-MB (CK2)

Se encuentra principalmente en el corazón. La isoenzima MB en pacientes con distrofia o un proceso regenerativo anormal sugiere una gran actividad musculo esquelética. También se ha detectado en el suero de pacientes con neoplasia maligna.

Rango saludable: 0 por ciento

Aumento:

CK-MB generalmente se eleva en respuesta a un ataque al corazón, inflamación del músculo del corazón, distrofia muscular, y otros problemas relacionados con el corazón. Los niveles séricos elevados de CK acompañados por una fracción MB, en general han sido aceptados como un indicativo de daño o infarto de miocardio. Además, la creatina quinasa y sus isoenzimas aparecen con frecuencia en diversos tumores malignos.

CK-MM (CK3)

Se encuentra principalmente en el músculo esquelético y el corazón.

Para supervisar el infarto de miocardio y algunos trastornos del sistema músculoesquelético tales como la distrofia muscular de Duchenne.

Rango saludable: 100 por ciento

Aumento:

Generalmente aumenta en respuesta al daño muscular en el corazón, el cerebro o el esqueleto después de una lesión por aplastamiento, convulsiones, distrofia muscular, inflamación muscular, u otro trastorno músculo esquelético.

Pruebas relacionadas

Troponina. Es como una prueba de CK, pero más sensible y específica.

Mioglobina. Almacena el oxígeno.

Electrocardiograma o ECG, para medir la actividad eléctrica de su corazón.

Las técnicas de ensayo de isoenzimas se han convertido en muy refinadas en los últimos años y las nuevas técnicas de medición y comunicación de los resultados han hecho que el médico esté más seguro sobre el diagnóstico, aunque debe apoyarse en otros datos para hacer el diagnóstico.

Dentro de 12 a 24 horas del episodio agudo, se desarrolla una leucocitosis polimorfonuclear. También se observa en estos casos, un ligero aumento de la temperatura corporal y un ligero aumento en la tasa de sedimentación de la sangre. Cuando todos los datos han sido recopilados, se puede sospechar un infarto de miocardio.

EOSINOFILOS

Este tipo de leucocito polimorfonuclear, se caracteriza histológicamente por su capacidad para ser manchado por tintes ácidos (por ejemplo, eosina) y funcionalmente por su papel en la mediación de ciertos tipos de reacciones alérgicas. Los eosinófilos, junto con los basófilos y neutrófilos, constituyen un grupo de glóbulos blancos conocidos como granulocitos. Contienen gránulos grandes, y el núcleo existe como dos lóbulos no segmentados. Además, los gránulos de los eosinófilos normalmente se tiñen de color rojo, lo que los hace fáciles de distinguir de otros granulocitos cuando se ve en muestras.

Los eosinófilos son raros, y constituyen menos del 1 por ciento del número total de células blancas de la sangre que se producen en el cuerpo humano. Los encontramos en el bazo, los ganglios linfáticos, el timo, y las zonas de la submucosa del tracto gastrointestinal, respiratorio y genitourinario. Juegan un papel de defensa frente a microorganismos no fagocitables, y gracias a sus proteínas granulares poseen una función citotóxica, así como inmunoreguladora por las citocinas que libera y participan en la reparación y remodelación tisular al liberar TGFβ, una inmunoglobulina que recubre ciertos parásitos que les ayuda a destruir sus larvas, tal y como acontece en la esquistosomiasis o bilharziasis.

Los eosinófilos participan principalmente en las respuestas inmunitarias ante las infecciones provocadas por parásitos y las reacciones alérgicas. Cumplen dos funciones bien diferenciadas en el sistema inmunitario. En primer lugar, destruyen las invasiones de gérmenes tales como virus, bacterias o parásitos del tipo de la Giardia o el oxiuro. Los eosinófilos también inician una respuesta inflamatoria.

Aunque son fagocíticos, los eosinófilos son menos eficientes que los neutrófilos para destruir bacterias intracelulares, y si bien las infecciones helmínticas suelen acompañarse de eosinofilia y los eosinófilos son tóxicos para los helmintos in vitro, no hay ninguna evidencia directa de que destruyan parásitos in vivo.

La producción de eosinófilos parece ser regulada por los linfocitos T a través de la secreción de factores de crecimiento hematopoyéticos: factor estimulante de la colonia de granulocitos-macrófagos (GM-CSF), interleucina-3 (IL-3) e interleucina-5 (IL-5). El GM-CSF y la IL-3 también aumentan la producción de otras células mieloides, pero la IL-5 incrementa exclusivamente la producción de eosinófilos.

Rango saludable: No superior a 350-450 por microlitro de sangre (células/mcL). El recuento normal de eosinófilos en sangre periférica alcanza concentraciones diurnas inversamente proporcionales a las concentraciones plasmáticas de cortisol; el valor pico se alcanza por la noche, y el valle por la mañana.

Aumento:

Eosinofilia, provocada por:

Los medicamentos que pueden ocasionar un incremento incluyen:

Anfetaminas (supresores del apetito o anorexígenos).

Ciertos laxantes que contienen psyllium o ispagula.

Ciertos antibióticos.

Interferón.

Tranquilizantes.

Intoxicación por L-Triptófano.

Enfermedad alérgica (polen, ácaros, urticaria aguda, no en la crónica), infección parasitaria, ciertas infecciones micóticas, asma, trastornos inmunitarios, eccema, rinitis alérgica, leucemia. Enfermedad de Addison. Colitis pseudomembranosa, picaduras de insectos, intolerancia a la lactosa, intolerancia al gluten, intolerancia a los sulfitos.

En respuesta a los trastornos vasculares del colágeno adquiridos que tienen en común la inflamación generalizada de los vasos sanguíneos y del tejido conectivo. La gastroenteritis eosinofílica también puede provocar que el nivel de eosinófilos llegue a ser demasiado alto.

Infección parasitaria (quiste hidatídico, triquinosis, toxoplasmosis, fascioliasis, esquistosomiasis, paludismo)

Ciertas infecciones micóticas.

Sarcoidosis.

Síndrome de Loffler

Asma

Trastornos inmunitarios

Eccema

Rinitis alérgica

Leucemia y otros trastornos sanguíneos

Síndrome de Wiskott-Aldrich, síndrome de hiper-IgE, déficit de IgA.

Disminución:

Eosinopenia, provocada por:

Intoxicación alcohólica, sobreproducción de ciertos esteroides en el cuerpo (como cortisol).

Eosinófilos porcentaje

Aproximadamente del 1% al 4% de las células blancas de la sangre son eosinófilos. Este es el Rango saludable: de eosinófilos para los análisis de sangre.

Pruebas relacionadas:

Análisis de sangre especiales para medir los niveles de determinados anticuerpos.

Radiografías de tórax.

Escáner (tomografía axial computarizada o TAC) de tórax o abdomen.

Examen de la médula ósea.

Broncoscopia (estudio directo de los bronquios con un tubo de fibra óptica).

Biopsias (cutáneas, de pulmón, etc.).

ESTRADIOL

Es la hormona sexual femenina del grupo de los estrógenos más importante, y participa en su desarrollo sexual. Se sintetiza antes de la ovulación para estimular la segregación del moco uterino.

Este es el tipo más comúnmente medido de los niveles de estrógenos. En las mujeres varía de acuerdo a su edad, y si están teniendo ciclos menstruales normales. Los niveles hormonales también cambian al tomar píldoras anticonceptivas o de reemplazo de estrógenos.

En las mujeres sexualmente maduras se fabrica, sobre todo, en los ovarios y también, aunque en cantidades más reducidas, en las glándulas suprarrenales. El estrógeno también se fabrica en la placenta durante el embarazo. Los hombres sexualmente maduros tienen concentraciones mucho más bajas de estradiol en sangre, fabricándose en los testículos y las glándulas suprarrenales.

En particular, las células de grasa se activan para convertir los precursores de estradiol, y seguirá haciéndolo incluso después de la menopausia. También se produce en el cerebro y en las paredes arteriales.

Como hormona esteroide, el estradiol se deriva del colesterol, siendo el intermediario dominante la androstenediona, convirtiéndose una parte en testosterona y posteriormente en estradiol por una enzima llamada aromatasa. Por otra vía, la androstenediona se convierte en estrona, que entonces se convierte en estradiol.

En las niñas, las concentraciones de estradiol son bajas. A medida que se acerca la pubertad (generalmente, entre los 8 y 14 años), la hipófisis secreta dos hormonas (la lutropina y la folitropina) que actúan conjuntamente para estimular la fabricación de estradiol en los ovarios. El aumento de la producción de estradiol es responsable, en gran medida, del desarrollo de los senos, del crecimiento de los genitales y de los cambios en la distribución de la grasa corporal que experimentan las niñas durante la pubertad.

Rango saludable

Hombres: 10 a 50 pg/mL

En hembras adultas:

Fase Folicular (Día 5) - 19 a140 pg/ml

Momentos antes de la ovulación - 110 a 410 pg/mL

Fase Luteal - 19 a 160 pg/ml

Mujeres (premenopáusicas): 30 a 400 pg/mL

Después de la menopausia - Menos de 35 pg/ml

Aumento

Los niveles por encima de lo normal pueden indicar tumor ovárico.

Disminución:

Los niveles por debajo de lo normal pueden indicar síndrome de Turner, insuficiencia ovárica, baja producción de estrógenos relacionada con una pérdida de peso rápida o grasa corporal baja y otras afecciones.

ESTRÓGENOS

El estrógeno natural más potente en seres humanos es el 17 b-estradiol, seguido por la estrona y el estriol.

El **17 b-estradiol** es una hormona sexual, predominante en mujeres. También está presente en los varones, y está siendo producido constantemente. En las mujeres es sólo en 3 de los 30 días del ciclo.

Rango saludable:

Mujer:

Que menstrúa:

Fase folicular: 20 - 145 pg/mL (74 - 532 pmol/L)

Pico mesocíclico: 112 - 443 pg/mL (411 - 1626 pmol/L)

Fase luteínica: 20 - 241 pg/mL (74 - 885 pmol/L)

Posmenopáusica:

59 pg/mL (217 pmol/L)

Varón:

20 pg/mL (74 pmol/L)

La **estrona** es el estrógeno asociado con la mujer menopáusica. Se produce en las glándulas suprarrenales y los ovarios, y también deriva de la grasa corporal. La estrona funciona como el estradiol, pero sus efectos son sumamente débiles. Algunos estudios han encontrado niveles más altos de estrona en las mujeres con cáncer mamario.

Rango saludable:

Mujer:

Que menstrúa:

Fase folicular: 50 pg/mL (< 555 pmol/L)

Fase luteínica: 200 pg/mL (< 740 pmol/L)

Posmenopáusica:

3 - 32 pg/mL (11 - 118 pmol/L)

Varón:

9 - 36 pg/mL (33 - 133 pmol/L)

Muestra: Suero, Plasma

Estriol no conjugado. EL estriol se produce en los ovarios y en la placenta durante el embarazo y es el más débil de los tres estrógenos. Es el resultado de la descomposición de los otros dos, y ayuda a mantener el cuerpo en equilibrio.

Rango saludable:

28-31 semanas: 5.1-23.0 ng/mL 32-35 semanas: 6.1-26.2 ng/mL 36-37 semanas: 7.8-30.4 ng/mL 38-40 semanas: 9.1-33.5 ng/mL

Aumento:

Tumores

Disminución:

Amenorrea o la disfunción menstrual y para detectar el estado de hipoestrogenicidad y la menopausia.

Pruebas relacionadas

La evaluación combinada del estriol sérico, la hCG de suero materno, la AFP sérica materna y la edad materna, tienen un valor predictivo en el riesgo de anormalidades fetales cromosómicas durante el embarazo. El uso de AFP, hCG y estriol, predice un 65%

de síndrome de Down, caso contrario donde sólo se usa la AFP que es un 28%. La relación de estriol/creatinina ha sido defensora en la evaluación de la excreción de estriol urinario.

Pruebas hormonales relacionadas: Cribado del segundo trimestre del embarazo, DHEA, folitropina, lutropina, progesterona, SHBG, Testosterona.

FERRITINA

La ferritina es la principal proteína que almacena el hierro de forma segura dentro de la célula. Esta proteína se expresa en mayor o menor medida en todas las células del organismo.

La ferritina tisular (ferritina que se encuentra dentro de los tejidos) se compone de 24 subunidades de dos tipos diferentes de cadenas: cadenas L (light, 19 kDa, cromosoma 19) y cadenas H (heavy, 21 kDa, cromosoma 11). La proporción de cada subunidad varía según la necesidad de almacenaje y homeostasis de la célula. Estas subunidades forman una cavidad esférica que almacena el hierro libre ($Fe2+$) y lo guarda en su interior en forma de $Fe3+$, gracias a la acción ferroxidasa de la subunidad H. Así pues, la ferritina tisular está constituida por una capa soluble exterior de proteína llamada apoferritina y una capa interior compuesta de hidrofosfato férrico.

La ferritina sérica o plasmática es secretada por todas las células corporales productoras de ferritina y difiere de la ferritina tisular en que está parcialmente glicosilada y exenta casi totalmente de hierro. La ferritina sérica es considerada en la actualidad como la principal prueba para detectar estados de deficiencia o de sobrecargas de hierro corporal, ya que su valor es proporcional a los depósitos de hierro, indicando la cantidad de hierro disponible en el organismo. Cada microgramo de ferritina plasmática por litro (μg/L) equivale a entre 8-10 miligramos de hierro almacenado en el organismo. En general, se considera que un nivel bajo de ferritina indica un nivel bajo de hierro en el organismo (anemia ferropénica). Sin embargo, un nivel alto de ferritina puede indicar varias patologías, incluida una inflamación o infección, puesto que esta proteína es un reactante de fase aguda que incrementa su concentración en dicho contexto.

Rango saludable:

Hombres: 12-300 ng/mL

Mujeres: 12-150 ng/mL

Aumento:

Hemosiderosis: Exceso de hemosiderina (agregados micelares de ferritina) en los tejidos, que puede evolucionar a hemocromatosis.

Porfiria cutánea tardía (PCT): Enfermedad en que la actividad de la enzima URO descarboxilasa hepática, está disminuida

Síndrome de hiperferrinemia con cataratas: Enfermedad genética minoritaria caracterizada por un aumento persistente de las concentraciones plasmáticas de ferritina en ausencia de sobrecarga de hierro y la presencia de cataratas de aparición temprana (aunque por lo general ausentes al nacer).

Hiperferritinemia hereditaria benigna: Enfermedad genética minoritaria.

Síndrome metabólico: Este síndrome es debido a factores genéticos y/o malos hábitos de alimentación y escaso ejercicio físico.

Hepatitis enólica/alcohólica: Inflamación del hígado debida a la ingesta de un exceso de alcohol etílico. El alcohol daña el hígado, produciéndose un incremento de enzimas hepáticas detectadas en sangre (GOT, GPT y GGT) y un aumento de los niveles de ferritina sérica, puesto que el hígado es el principal órgano de acumulación y almacenamiento del hierro. El vino puede contener entre 12 y un 15% de alcohol, y la cerveza entre un 5 y un 13%.

Hepatitis vírica: Afección o enfermedad inflamatoria que afecta al hígado y es debida a una infección vírica, principalmente por los virus de la hepatitis: A, B, C, D y E. Otros virus también pueden causar inflamación hepática.

Intoxicación por hierro: La intoxicación por hierro se puede dar por una ingesta masiva de preparados farmacológicos que contienen hierro, como vitaminas y suplementos orales de hierro.

Insuficiencia renal crónica o enfermedad renal crónica (ERC): Es una pérdida progresiva e irreversible de las funciones renales, incluida la producción de eritropoyetina necesaria para la eritropoyesis, con el consecuente desarrollo de anemia (anemia renal).

Neoplasia: Proceso de proliferación descontrolada de células en un tejido u órgano que desemboca en la formación de neoplasma que puede ser benigno, potencialmente maligno o claramente maligno.

Anemia hemolítica: La anemia hemolítica es un tipo de anemia que se presenta cuando la médula ósea es incapaz de reponer los glóbulos rojos que se destruyen prematuramente debido a ataques del sistema inmune.

Enfermedad hepática alcohólica

Transfusión frecuente de concentrado de eritrocitos

Hemocromatosis.

Disminución:

Sangrado menstrual profuso

Afecciones intestinales que causan absorción deficiente de hierro.

Déficit de vitamina C

Anemia ferropénica

Sangrado prolongado del tubo digestivo.

Pruebas relacionadas: Capacidad total de fijación del hierro & Transferrina, estudio del hierro, Hematocrito, Hemoglobina, Homograma, Hierro sérico, Protoporfirina, Zinc.

FILTRADO GLOMERULAR

TEFG

El glomérulo es la estructura formada por el penacho, el espacio y la cápsula de Bowman, el lugar o unidad anatómica funcional del riñón donde radica la función de aclaramiento o filtración del plasma sanguíneo.

La filtración glomerular es el paso de líquidos desde el capilar glomerular a la nefrona por procedimientos exclusivamente físicos. La energía necesaria para llevar a cabo la filtración es proporcionada por el corazón y no por los riñones.

En el hombre, existen unos 2 millones de nefronas. Las paredes de los capilares glomerulares, están especializadas gracias a los poros de la capa endotelial y los podocitos en dejar pasar solo las moléculas pequeñas mediante un proceso de filtración que sigue las leyes de la física. La tasa de filtración molecular depende de los siguientes factores (que pueden estar relacionados entre sí):

Flujo de sangre en el glomérulo (flujo renal).

Permeabilidad de la pared capilar que actúa como filtro.

Presión hidrostática en el interior de los capilares glomerulares. Debida a su posición entre las arterias aferente y eferente, esta presión es bastante elevada.

Presión osmótica debida a las diferentes concentraciones de solutos a ambos lados de la pared.

Presión hidrostática en el interior de la cápsula de Bowman.

Cualquier alteración de uno de estos parámetros influirá sobre la velocidad o tasa de filtración. Por ejemplo, un aumento de la presión en los capilares por aumento del tono vascular, aumentará la tasa de filtración.

Es un examen utilizado para verificar cómo están funcionando los riñones. Específicamente, brinda un cálculo aproximado de la cantidad de sangre que pasa a través de los glomérulos.

Rango saludable:

60 a 120 mL/min.

Aumento:

Embarazo, medicamentos (gentamicina, cisplatino y cefoxitina). No podemos subir el índice de filtración glomerular, pero sí evitar que baje.

Disminución:

Un índice de filtración glomerular menor de 60 puede indicar enfermedad de los riñones.

Las personas mayores tendrán niveles de TEFG por debajo de lo normal, debido a que dicha tasa disminuye con la edad.

Un índice de filtración glomerular de 15 o menos puede indicar fallo de los riñones.

Los niveles por debajo de 60 mL/min durante 3 o más meses son un signo de enfermedad renal crónica. Aquellos con resultados de TFG por debajo de 15 mL/min son un signo de insuficiencia renal.

Clasificación según estadíos:

ESTADÍO 1: Daño renal (proteínas en la orina) con filtrado glomerular normal (>90).

ESTADÍO 2: Daño renal con leve descenso del filtrado glomerular (entre 60 y 89).

ESTADÍO 3: Descenso moderado del filtrado glomerular (entre 30 y 59).

ESTADÍO 4: Descenso severo del filtrado glomerular (entre 15 y 29).

ESTADÍO 5: Este estadío se considera fallo renal. El filtrado glomerular se encuentra por debajo de 15.

Pruebas relacionadas:

TFG calculada o Tasa Estimada de Filtrado Glomerular. Aclaramiento de creatina, Albúmina en orina, Beta-2 Microglobulina, Cistatina C, Creatinina, Proteínas en orina.

FOLITROPINA (FSH)

Hormona folículoestimulante

La FSH se produce en el lóbulo anterior de la hipófisis y es la encargada de regular el aparato reproductor humano. Es responsable de regular la producción de estrógenos y progesteronas en los ovarios. Junto con el estrógeno y la inhibina (que se producen en los ovarios), son hormonas fundamentales para regular el ciclo menstrual.

Los hombres necesitan la FSH para el desarrollo óptimo de los testículos y para la producción de esperma. Otras hormonas que funcionan junto con la FSH en el aparato reproductor son la lutropina (LH), la coriogonadotropina humana (hCG) y la tirotropina (TSH).

En las mujeres, entre los motivos más comunes para realizar un análisis del nivel de FSH, se encuentran los siguientes:

Evaluar problemas de esterilidad

Evaluar ciclos menstruales irregulares

Diagnosticar trastornos de la hipófisis o enfermedades que afectan a los ovarios.

En los hombres, se puede realizar un análisis del nivel de FSH por los siguientes motivos:

Evaluar un número bajo de espermatozoides

Evaluar la presencia de hipogonadismo o insuficiencia gonadal

Evaluar la disfunción testicular.

En los niños, se puede realizar un análisis del nivel de FSH para determinar si el niño presenta pubertad precoz o pubertad tardía (los rasgos o los órganos sexuales no se desarrollan en el momento normal).

La evaluación combinada del estriol sérico, la hCG de suero materno, la AFP sérica materna y la edad materna, tienen un valor predictivo en el riesgo de anormalidades fetales cromosómicas durante el embarazo. El uso de AFP, hCG y estriol predice un 65% de síndrome de Down, caso contrario donde sólo se usa la AFP que es un 28%. La relación de estriol/creatinina ha sido defensora en la evaluación de la excreción de estriol urinario.

Rango saludable

Hombres:

Prepuberal: < 3

Adultos: de 1,3 a 19,3

Mujeres:

Prepuberal: < 3

Folicular: de 3,8 a 8,8

Mediados del ciclo: de 4,5 a 22,5

Luteínica: 1.8-5.1

Posmenopausia: de 16,7 a 113,6

La prueba debe ser realizada en un momento determinado del ciclo menstrual (entre el segundo y el cuarto día), ya que sus valores durante el ciclo varían de forma sustancial.

Aumento:

En las mujeres, los niveles elevados de FSH pueden indicar una pérdida de la función ovárica antes de los 40 años (también denominada insuficiencia ovárica) y menopausia.

En los hombres, pueden indicar lo siguiente:

Síndrome de Klinefelter.

Los testículos no funcionan o no funcionan correctamente.

Los testículos presentan daños debido a una enfermedad, como el alcoholismo.

Los testículos presentan daños debido a un tratamiento, como la radioterapia o la quimioterapia.

En los niños, los niveles elevados pueden indicar que están a punto de iniciar la pubertad.

Disminución:

La mujer no está produciendo óvulos.

El hombre no está produciendo esperma.

Síndrome de Turner.

El hipotálamo o la hipófisis no funcionan correctamente.

Hay un tumor que interfiere en la capacidad del cerebro de controlar la producción de FSH.

El estrés y la delgadez extrema pueden incidir en los valores de FSH.

Pruebas relacionadas:

Hormona antimulleriana y el recuento de folículos antrales mediante ecografía.

FOSFATASA ALCALINA (ver también perfil hepático)

La fosfatasa alcalina es una enzima que se encuentra principalmente en los huesos y el hígado. Se trata de una enzima que hidroliza ésteres fosfóricos y está presente en varios tejidos del organismo como hígado, hueso, riñón, intestino y placenta de mujeres embarazadas. No obstante, sus concentraciones más elevadas se observan en células óseas y hepáticas.

En el hígado, la fosfatasa alcalina se encuentra en los bordes de las células que se unen para formar los conductos biliares, tubos diminutos que drenan bilis del hígado a los intestinos donde se necesita para facilitar la digestión de las grasas. La fosfatasa alcalina ósea es producida por los osteoblastos, implicadas en la formación del hueso. Cada uno de estos distintos tejidos u órganos produce distintas formas de fosfatasa alcalina, que se conocen como isoenzimas.

Cuando existe daño hepático, las células lesionadas liberan cantidades importantes de fosfatasa alcalina hacia la sangre. Por este motivo, esta prueba a menudo se utiliza para detectar obstrucciones de los conductos biliares, ya que la fosfatasa alcalina se encuentra a concentraciones elevadas en los márgenes de las células que limitan los conductos. Si existe obstrucción de uno o varios conductos, por ejemplo, debido a la presencia de un tumor, a menudo la concentración de fosfatasa alcalina en sangre está elevada.

Cualquier situación que repercuta sobre el crecimiento óseo o genere un aumento de la actividad de las células óseas puede hacer aumentar los niveles de fosfatasa alcalina en sangre. La determinación de fosfatasa alcalina puede por ejemplo utilizarse para detectar cánceres que se han extendido hacia el hueso, o también para diagnosticar la enfermedad de Paget; en esta enfermedad en la que los huesos se deforman, así como en los déficits de vitamina D, la fosfatasa alcalina puede ser útil para monitorizar el tratamiento.

Si los síntomas y signos clínicos no permiten conocer el origen del aumento de la fosfatasa alcalina (hueso o hígado), se puede determinar cuál es el isoenzima que contribuye a su elevación en sangre y asegurar que la causa es ósea o bien hepática.

Si también se detecta un aumento de los niveles de otras pruebas hepáticas como bilirrubina, aspartato aminotransferasa (AST) o alanina aminotransferasa (ALT), el aumento de fosfatasa alcalina podrá seguramente atribuirse al hígado. Si además la GGT también está aumentada, las probabilidades de que la causa sea hepática aumentan. Contrariamente, si los resultados de estas pruebas son normales, es más probable que la afectación sea ósea. De manera similar, si el calcio y los fosfatos (fósforo) están alterados, es más probable que el aumento de la fosfatasa alcalina sea por una causa ósea.

Rango saludable:

Adultos de 25 a 100 unidades por litro (U/L) o 0,43-1,70 microkat/litro (mckat/L), niños: Menos de 350 U/L o menos de 5,95 mckat/L.

Aumento:

Los valores esperados son más altos para los que están en crecimiento (niños y mujeres embarazadas), o cuando se ha producido daño en los huesos o el hígado o con cálculos biliares. Concentraciones elevadas de fosfatasa alcalina en sangre suelen asociarse a trastornos hepáticos u óseos. Los niveles de la enzima pueden aumentar considerablemente por ejemplo cuando existe una obstrucción de uno o varios conductos biliares. Aumentos no tan marcados se observan en cánceres de hígado y en cirrosis, así como en hepatitis y con el uso de fármacos tóxicos para el hígado. Cualquier situación que suponga una formación ósea excesiva, como la enfermedad de Paget, también puede acompañarse de un aumento de los niveles de fosfatasa alcalina en sangre.

Hay que tener en cuenta que en los niños está casi siempre elevada, como corresponde a un organismo en pleno crecimiento óseo.

La insuficiencia cardíaca, ataque cardíaco, mononucleosis o cáncer de riñón, pueden elevar los niveles de fosfatasa alcalina. Una infección grave que se haya extendido por todo el cuerpo (sepsis), también puede aumentar los niveles de fosfatasa alcalina.

Disminución:

Los valores bajos probablemente no son significativos, aunque las condiciones que conducen a la desnutrición (como la enfermedad celíaca) o la falta de nutrientes en la dieta (por ejemplo, el escorbuto), pueden causar niveles bajos de FA.

Pueden observarse niveles disminuidos de fosfatasa alcalina de manera transitoria después de una transfusión sanguínea o de un by-pass cardíaco. Los déficits de zinc pueden también hacer disminuir los niveles de fosfatasa alcalina. Pueden existir disminuciones muy marcadas de fosfatasa alcalina en un trastorno genético raro del metabolismo óseo, conocido como hipofosfatasia. Otras causas de disminución: de los niveles de fosfatasa alcalina pueden ser la malnutrición, un déficit proteico o la enfermedad de Wilson.

Nota: En niños y adolescentes es característico hallar concentraciones de fosfatasa alcalina aumentadas, debido a que sus huesos todavía están formándose. Por este motivo, los resultados de la determinación de la fosfatasa alcalina deben interpretarse de manera diferente en niños y adultos. Además, tras una comida, es posible que los niveles de fosfatasa alcalina se mantengan moderadamente elevados durante unas pocas horas. Por este motivo, se recomienda realizar la prueba después de haber mantenido un ayuno durante toda la noche.

Pruebas relacionadas:

ALT, AST, Bilirrubina, GGT, Isoenzimas de la fosfatasa alcalina, marcadores óseos, perfil hepático.

FOSFATASA ÁCIDA

PAP- Fosfohidrolasa monoester ofosfórico

Prueba para detectar el cáncer de próstata y para monitorear la respuesta al tratamiento. La fosfatasa ácida, un grupo de enzimas fosfatasa, aparece principalmente en la glándula de la próstata y el semen. Las fosfatasas ácidas se encuentran presentes en casi todos los tejidos del organismo, siendo particularmente altas sus cantidades en próstata, estómago, hígado, músculo, bazo, eritrocitos y plaquetas. También se encuentra en otros órganos, pero en cantidades muy pequeñas.

Las enzimas prostáticas y eritrocitarias son las dos principales isoenzimas y se pueden separar en el laboratorio. La isoenzima prostática es más específica para el cáncer de próstata. Cuanto mayor extendido está el tumor, mayor es la probabilidad de producir niveles de fosfatasa ácida sérica elevados.

Se ha visto que, en individuos con carcinoma de próstata, se produce una elevación en los niveles de la enzima en suero, como consecuencia del aumento de isoenzima prostática. Cuando no se ha producido metástasis y el tumor se encuentra circunscripto a la glándula, el incremento será pequeño o nulo. En cambio, éste será importante cuando existe compromiso de otros tejidos, especialmente, el óseo.

En principio, se pensó que la fracción tartrato lábil era específica de próstata. Hoy se sabe que existen fosfatasas ácidas tartrato lábiles de origen no prostático. La exacerbación y las recaídas de adenocarcinoma de próstata no siempre se correlacionan con los niveles de fosfatasa ácida, son necesarios otros parámetros para el seguimiento de dichos pacientes como por ejemplo la fosfatasa alcalina sérica.

Los fluoruros y fosfatos pueden causar resultados falsos negativos. El clofibrato puede causar resultados falsos positivos. El masaje de próstata, cateterismo, o un examen rectal dentro de las 48 horas de la prueba, pueden interferir con los resultados. La hemólisis debida al duro manejo de la muestra o el almacenamiento inadecuado puede interferir con los resultados del examen.

Los niveles de fosfatasa ácida caen en un 50% dentro de una hora si la muestra se mantiene a temperatura ambiente sin la adición de un conservante o si no está envasado en hielo.

Rango saludable

Total: menor de 11 U/l

Prostática: menor de 4 U/l

0-1,1 Bodanzky unidades / ml;

1-4 King-Armstrong unidades / ml;

0,13-0,63 BLB unidades / ml.

Aumento:

Un tumor que se ha diseminado más allá de la cápsula prostática.

Los niveles moderadamente aumentados de fosfatasa ácida prostática pueden indicar infarto de miocardio, enfermedad de Paget, enfermedad de Gaucher, mieloma múltiple, hiperparatiroidismo primario, metástasis óseas osteolíticas, leucemias linfoblásticas. Terapia con andrógenos.

Disminución:

Éxito del tratamiento del cáncer de próstata.

FÓSFORO

El fósforo es un mineral que el cuerpo necesita para desarrollar dientes y huesos fuertes. Es importante para la contracción muscular y las señales nerviosas.

Este examen se ordena para ver qué cantidad de fósforo hay en la sangre. Las enfermedades del riñón, del hígado y ciertas enfermedades de los huesos pueden causar niveles anormales de fósforo.

Rango saludable:

Los valores normales van de 2.4 a 4.1 miligramos por decilitro (mg/dL).

Los rangos de los valores normales pueden variar ligeramente entre diferentes laboratorios.

Aumento:

Al estar regulado por los riñones, los niveles altos pueden ser debido a enfermedad renal.

Otras causas;

Cetoacidosis diabética

Hipoparatiroidismo

Insuficiencia renal

Enfermedad hepática

Demasiada vitamina D

Demasiado fosfato en la alimentación

Uso de ciertos medicamentos como laxantes que contengan fosfato.

Disminución:

Cuando los niveles bajos se observan con niveles altos de calcio sugiere enfermedad paratiroidea, aunque también puede deberse a otras causas. Un bajo nivel de fósforo, en combinación con un alto contenido de calcio, puede sugerir una glándula paratiroidea hiperactiva.

También:

Alcoholismo

Hipercalciemia

Hiperparatiroidismo

Muy poca ingesta de fosfato en la dieta

Desnutrición grave

Muy poca vitamina D.

FRUCTOSAMINA

Proteína sérica glicada, albúmina glicada

El nombre de fructosamina (FRU) se refiere a todo el grupo de proteínas plasmáticas glicosiladas, aun cuando en la práctica refleja básicamente la concentración de albúmina glicosilada14. Esta medición da cuenta del nivel medio de glicemia en las últimas 2 a 3 semanas.

Tanto la fructosamina como la hemoglobina A1C se utilizan como herramientas para el control del azúcar en la sangre de los diabéticos, pero la prueba de la hemoglobina A1C está mucho más aceptada, ya que existen muchos datos que demuestran que unos niveles crónicamente elevados de A1C predicen mayor riesgo de padecer ciertas complicaciones de la diabetes como retinopatía (y ceguera), nefropatía (e insuficiencia renal) y neuropatía. Las pruebas de la fructosamina pueden ser útil en aquellos casos en los que la hemoglobina A1C no sea del todo fiable. Estos casos pueden ser:

Cambios rápidos en el tratamiento de la diabetes, pues la fructosamina permite evaluar la efectividad de los cambios en 2-3 semanas y no hay que esperar los 2-3 meses necesarios en el caso de la hemoglobina A1C.

Diabetes del embarazo. La fructosamina se suele solicitar junto con la glucosa para monitorizar y adaptar los requerimientos de insulina a los cambios en el uso de la glucosa.

Disminución de la vida media de los hematíes.

La determinación de la hemoglobina A1C puede no ser del todo fiable cuando coexista un trastorno que afecta a la edad media de los hematíes, como la anemia hemolítica o una pérdida de sangre. Si los hematíes o eritrocitos no viven el tiempo considerado como normal, los resultados de la A1C serán falsamente bajos y no serán fiables.

La presencia de ciertas variantes de hemoglobina, como en la anemia falciforme, también puede afectar a la determinación de la hemoglobina A1C. En estos casos, la determinación de fructosamina puede ser de utilidad para monitorizar el control de la glucosa.

Debido a que la concentración de fructosamina en los diabéticos bien controlados puede solaparse con la de los no diabéticos, esta prueba no es útil para el cribado de la diabetes.

La concentración elevada de vitamina C y el hipertiroidismo pueden interferir en los resultados de esta prueba.

Rango saludable:

Adultos (NBT): 1.61-2.68 mmol/L

Adultos (colorimetría, afinidad cromatografía): 1%-2% de proteína total (0.01-0.02 fracción de proteína total)

Niños: 5% debajo niveles adultos

Aumento

Cuando un paciente presenta fructosamina elevada, se entiende que sus niveles de glucosa en la sangre se han mantenido elevados durante las últimas 2-3 semanas. De manera general, cuanto mayor es la concentración de fructosamina, mayor es la cantidad de glucosa en la sangre. Si se observa una tendencia al aumento de la concentración de fructosamina, el control de la glucosa por parte del paciente no está siendo adecuado, porque está tomando demasiado azúcar o se administra poca insulina, o su plan de tratamiento con insulina está dejando de ser efectivo. Las enfermedades agudas y las situaciones de estrés significativo también pueden hacer aumentar transitoriamente los niveles de glucosa.

Disminución:

La bajada de la fructosamina puede ser consecuencia de la disminución de los niveles de proteína y / o albúmina total en la sangre y no necesariamente una bajada de glucosa. Hay que tener cuidado de que tal resultado no esté falsamente asociado con alteraciones o aumento de la pérdida de proteínas producidas por el cuerpo.

Sin embargo, si la glucosa o el nivel de insulina en sangre son tan bajos que el cuerpo no puede utilizarlas como fuente de energía, el cuerpo buscará otra fuente de energía: las grasas.

La degradación de las grasas produce cetonas, elementos químicos que en concentraciones bajas son inofensivos, pero en concentraciones más altas pueden alterar el equilibrio ácido-base del cuerpo y dar lugar a una emergencia médica.

Pruebas relacionadas:

Albúmina, Glucosa, Hemoglobina glicada, Proteínas, Evaluación de Hemoglobinopatías.

FSH (Folitropina)

La FSH u hormona folículo estimulante, es una hormona asociada a la reproducción, y al desarrollo del folículo ovárico en mujeres y de los espermatozoides en varones. Se analiza en diversas circunstancias:

Determinar la causa de una infertilidad.

Diagnosticar trastornos asociados a disfunción ovárica o testicular.

Contribuir al diagnóstico de trastornos hipofisarios o hipotalámicos, que pueden repercutir sobre la producción de FSH.

En mujeres, la determinación de los niveles de FSH es útil para:

Evaluar alteraciones menstruales.

Predecir el inicio o confirmar la menopausia.

En varones, la determinación de los niveles de FSH es útil para determinar la causa de un recuento espermático disminuido.

En niños, la determinación de FSH y LH es útil para contribuir al diagnóstico de una pubertad precoz o tardía. Una alteración cronológica del desarrollo puberal puede estar indicando la existencia de un problema subyacente, que podría afectar al hipotálamo, la hipófisis, las gónadas (ovarios o testículos) o incluso algún otro sistema del organismo. La medida de FSH y LH permite diferenciar entre alteraciones más benignas y enfermedades importantes.

La FSH se solicita en mujeres que no consiguen quedarse embarazadas, o en las que tienen irregularidades (o ausencia) del ciclo menstrual.

La FSH puede solicitarse para confirmar que una mujer ha alcanzado la menopausia.

En varones, la FSH se solicita cuando su pareja no consigue quedarse embarazada, cuando el recuento espermático está disminuido o cuando la masa muscular es escasa o existe poco deseo sexual.

Además, la FSH se solicita tanto en varones como en mujeres cuando se sospecha algún trastorno hipofisario. Un trastorno hipofisario puede repercutir sobre la producción de muchas otras hormonas, y por lo tanto pueden aparecer signos y síntomas distintos de los citados anteriormente; entre ellos se incluyen fatiga, debilidad y pérdida de peso sin causa aparente, por citar algunos.

Durante la infancia y la adolescencia, la FSH y la LH pueden solicitarse cuando la pubertad no se presenta a la edad adecuada (ya sea precozmente o tardíamente). Los signos de pubertad son:

Aumento del tamaño de los pechos en las niñas

Crecimiento del vello púbico

Aumento del tamaño de los genitales en los niños

Inicio de la menstruación en las niñas,

En el contexto de una evaluación de una infertilidad, aumentos o disminuciones de FSH no son diagnósticos, pero proporcionan información acerca de la posible causa. Por ejemplo, un desequilibrio hormonal puede repercutir sobre el ciclo hormonal y/o la ovulación.

En mujeres los niveles de FSH y LH pueden ayudar a diferenciar entre un fallo ovárico primario (mala función de los ovarios o alteración de su desarrollo) o secundario (fallo de los ovarios por una alteración hipotálamo-hipofisaria).

Rango saludable:

Hombres: prepuberal < 3

Adultos: de 1,3 a 19,3

Mujeres: prepuberal < 3

Folicular: de 3,8 a 8,8

Mediados del ciclo: de 4,5 a 22,5

Luteínica1.8-5.1

Posmenopausia: de 16,7 a 113,6

Aumento:

En mujeres

Un nivel elevado de FSH en la mujer indica que las posibilidades de embarazo son menores que las esperadas para una mujer de esa edad. Aumentos de la concentración de LH y FSH son indicativos de un fallo ovárico primario. Como posibles causas de un fallo ovárico primario se encuentran:

Alteraciones del desarrollo:

Agenesia ovárica (fallo en el desarrollo de los ovarios).

Alteraciones cromosómicas como el síndrome de Turner.

Defectos de la producción de esteroides en los ovarios, como el déficit de 17-alfa hidroxilasa.

Fallos ováricos precoces debidos a:

Irradiación

Quimioterapia

Enfermedades autoinmunes

Anovulación crónica (fallo en la ovulación) debida a:

Síndrome de ovario poliquístico (SOP)

Enfermedades suprarrenales

Enfermedades tiroideas

Tumor o cáncer de ovario.

Cuando una mujer llega a la menopausia, sus ovarios dejan de funcionar y la FSH aumenta.

En varones

Aumentos de FSH indican un fallo testicular primario, que puede ser debido a defectos en el desarrollo testicular o a traumatismos testiculares.

Alteraciones del desarrollo:

Agenesia gonadal (fallo en el desarrollo de los testículos)

Alteraciones cromosómicas como el síndrome de Klinefelter

Insuficiencias testiculares:

Infecciones víricas (parotiditis o paperas)

Traumatismos

Irradiación

Quimioterapia

Enfermedades autoinmunes

Tumor de células germinales.

En niños

Encontrar LH y FSH elevadas, junto con unos caracteres sexuales secundarios, a una edad demasiado temprana debe hacer pensar en una pubertad precoz; esto es mucho más frecuente en niñas que en niños. Este desarrollo prematuro suele estar relacionado con problemas del sistema nervioso central y puede ser atribuible a distintas causas. Algunas de estas causas incluyen:

Tumores del sistema nervioso central

Traumatismos cerebrales

Inflamación del sistema nervioso central (meningitis, encefalitis)

Intervenciones quirúrgicas en el cerebro

Disminución:

En mujeres

Niveles bajos de FSH y LH indican un fallo ovárico secundario debido a enfermedad hipofisaria o hipotalámica. Unos niveles bajos de FSH se asocian a mayor riesgo de cáncer de ovario.

En varones

Concentraciones bajas de FSH son sugerentes de alteraciones hipotalámicas o hipofisarias.

En niños/as

Disfunción ovárica o testicular

Déficit hormonal

Síndrome de Turner

Síndrome de Klinefelter

Infecciones crónicas

Cáncer

Alteraciones alimentarias como la anorexia nerviosa.

Pruebas relacionadas:

Estrógenos, estudio del semen, lutropina, progesterona, prolactina, SHBG, testosterona.

GAMMA GT (gamma glutamil transpeptidasa)

La GGT es una enzima que se encuentra en el hígado, los riñones, el páncreas, el corazón y el cerebro. También se encuentra en menores cantidades en otros tejidos.

Este examen se utiliza para detectar enfermedades del hígado o las vías biliares. También se hace junto con otros exámenes (alanina transaminasa (ALT), aspartato de aminotransferasa (AST), fosfatasa alcalina y bilirrubina) para diferenciar trastornos del hígado o de las vías biliares de una osteopatía.

Igualmente se puede hacer para detectar o monitorear el consumo de alcohol.

Algunos análisis de la gamma GT son muy sensibles y pueden elevarse por algo tan simple como tomar paracetamol con regularidad. Esto podría evitar que el análisis muestre los daños causados por el exceso de alcohol.

Otras pruebas de la función hepática pueden ser anormales cuando ciertos medicamentos están haciendo trabajar demasiado al hígado y está dañado por las drogas.

También podría significar que el hígado está afectado por una infección, como la hepatitis viral o está dañado por algún otro proceso de la enfermedad.

Rango saludable

0 y 51 unidades internacionales por litro (UI/L).

Una concentración normal o baja de GGT indica que es muy poco probable que exista una enfermedad hepática o que una persona haya consumido alcohol.

Cuando los niveles de fosfatasa alcalina están aumentados, una elevación de la GGT permite descartar afectación ósea; sin embargo, si la GGT es normal, lo más probable es que el aumento de la fosfatasa alcalina sea por enfermedad ósea.

Aumento:

Fumadores.

Abuso de alcohol.

Diabetes.

Flujo de la bilis desde el hígado bloqueado (colestasis).

Insuficiencia cardíaca.

Hepatitis.

Isquemia hepática por falta de flujo sanguíneo.

Necrosis hepática.

Tumor hepático.

Enfermedad pulmonar.

Enfermedad del páncreas.

Cirrosis.

Un aumento de GGT puede constituir un indicador de enfermedad cardiovascular y/o hipertensión. Algunos estudios han puesto en evidencia que personas con niveles elevados de GGT presentan mayor riesgo de morir de enfermedad cardíaca, aunque se desconoce la explicación a esta asociación.

Entre los fármacos que pueden hacer aumentar los niveles de GGT se incluyen Feniltoína, Carbamazepina y barbitúricos como el fenobarbital; otros fármacos que los pueden hacer aumentar son antiinflamatorios no esteroideos (AINE), fármacos hipolipemiantes, antibióticos, bloqueantes de la histamina (utilizados para el tratamiento de la acidez de estómago), agentes antifúngicos, antidepresivos y hormonas como la testosterona. El clofibrato y los contraceptivos orales pueden hacer disminuir la concentración de GGT.

Disminución:

Píldoras anticonceptivas

Clofibrato

Pruebas relacionadas:

ALT, AST, Bilirrubina Etanol, Fosfatasa alcalina, Perfil hepático.

GASOMETRÍA (pH, pO2, pCO2, Bicarbonato, HCO3- Saturación de oxígeno)

Estudia la cantidad de oxígeno en sangre y la del CO2 o anhídrido carbónico, con objeto de analizar el metabolismo de los ácidos y los álcalis, es decir el equilibrio ácido-básico (conocido como pH).

Por gases sanguíneos se conoce al conjunto de pruebas realizadas a partir de una misma muestra de sangre arterial para obtener información del pH sanguíneo, así como del pO2 (cantidad de oxígeno disuelto en la sangre) y del pCO2 (cantidad de dióxido de carbono disuelto en la sangre). A partir de los resultados de estas pruebas se puede calcular el bicarbonato (HCO3-).

El pulmón regula el CO2 y el riñón el H2CO3 (ácido carbólico).

Los médicos diagnostican la acidosis con una serie de análisis de sangre que mide los niveles de oxígeno y dióxido de carbono en la sangre. También revela el pH de la sangre. Un panel metabólico básico comprueba su funcionamiento renal y el equilibrio del pH. También mide el calcio, proteínas, azúcar en la sangre, y los niveles de electrolitos. Si estas pruebas se toman juntas, pueden identificar diferentes tipos de acidosis.

En ocasiones hay que realizar una radiografía de tórax o una prueba de función pulmonar y una muestra de orina.

Gasometría arterial

Es una medición de la cantidad de oxígeno y de dióxido de carbono presente en la sangre. Este examen también determina la acidez (pH) de la sangre.

Rango saludable:

7,35 a 7,45.

Aumento: Se trata de un pH alcalino, generando *alcalosis*. También es elevada en la enfermedad hepática, en particular con la obstrucción de los conductos biliares A diferencia de la fosfatasa alcalina, no es elevado con el crecimiento óseo o daños.

Disminución: Se declara *acidosis*.

Rango saludable

61 U/I

GGT

El análisis de gamma glutamil transpeptidasa (GGT) mide los niveles de esta enzima en la sangre.

La GGT se encuentra en alto nivel en el hígado, los riñones, el páncreas, el corazón y el cerebro. También se encuentra en menores cantidades en otros tejidos. Su función es ayudar a transportar los aminoácidos al interior de la célula, y también cataliza el glutatión.

Este examen se utiliza para detectar enfermedades del hígado o las vías biliares. También se hace junto con otros exámenes (como exámenes de alanina transaminasa (ALT), aspartato de aminotransferasa (AST), fosfatasa alcalina y bilirrubina) para diferenciar trastornos del hígado o de las vías biliares de la osteopatía (enfermedad de los huesos).

Igualmente se puede hacer para detectar o monitorear el consumo de alcohol.

Rango saludable:

El Rango saludable: para adultos es de 8 a 65 UI/L.

Referencia mujer, 7-32u/l

Aumento:

Consumo de alcohol

Diabetes

Bloqueo del flujo de la bilis desde el hígado

Insuficiencia cardiaca

Hígado hinchado o inflamado

Falta de flujo de sangre al hígado

Muerte de tejido hepático

Cáncer o tumor hepático

Enfermedad pulmonar

Enfermedad del páncreas

Cicatrización del hígado (cirrosis)

Uso de drogas hepatotóxicas (Fenitoína, Fenobarbital), AINES (antiinflamatorios no esteroideos), medicamentos que bajan los lípidos, algunos antibióticos, bloqueadores de los receptores de histamina (se usan para la gastritis), antimicóticos, antidepresivos, la testosterona en hombres.

Disminución:

Píldoras anticonceptivas

Clofibrato

Pruebas relacionadas:

Fosfatasa alcalina

GLOBULINAS

Las globulinas son un grupo de proteínas solubles en agua que se encuentran en todos los animales y vegetales.

La albúmina y las globulinas miden la cantidad y tipo de proteínas en la sangre, y son un índice general de la salud en general y la nutrición.

Entre las globulinas más importantes destacan las seroglobulinas (de la sangre), las lactoglobulinas (de la leche), las ovoglobulinas (del huevo), la legumina, el fibrinógeno, los anticuerpos (gamma-globulinas) y numerosas proteínas de las semillas.

Éstas se pueden dividir en varios grupos.

Las globulinas se dividen en:

- globulinas alfa-1,

- alfa-2,

- beta y gammaglobulinas,

Proteínas totales: 6.0-8.8 g/100 ml.

Proteínas detectadas por electroforesis:

Albúmina 3.5 g/100 ml.

Globulina α1 0.2-0.4 g/100 ml.

Globulina α2 0.4-0.7 g/100 ml.

Globulina β 0.7-0.9 g/100 ml.

Globulina γ 0.9-1,5 g/100 ml.

Algunas de las siguientes globulinas se clasifican como "reactivo de fase aguda". Esto quiere decir que son proteínas que van a aumentar o disminuir su concentración en el plasma, a partir de los procesos inflamatorios o infecciosos. Y que van a servir para determinar ciertas patologías.

Globulina Alfa-1

Alfa 1 y alfa 2 son globulinas que pueden ser vistas como dos fracciones (a menudo 4 ó 5), entre la albúmina y la región beta. La elevación es frecuente en procesos malignos (tumor cerebral) y raramente en el curso de algunas enfermedades del colágeno donde aparece como un puente alfa-gamma.

La porción (fracción) alfa-1 de globulinas incluye la alfa-1 antitripsina y la globulina fijadora de tiroxina. La alfa 1 o antitripsina es la encargada de controlar la acción de las enzimas lisosomales.

Nota: es reactivo de fase aguda.

La TBG: Se encarga de fijar la hormona tiroidea. Transporta T3 y T4.

La alfa 1 glicoproteína ácida: También conocida como orosomucoide, es un reactivo de fase aguda sintetizado en el hígado como respuesta a la inflamación y daño del tejido.

La RBP: Es la hormona fijadora de retinol, la cual transporta vitamina "A". Normalmente se asocia a la prealbúmina.

Rango saludable:

Alfa-1 globulina: 0.1 a 0.3 g/dl

Aumento:

Enfermedad inflamatoria crónica (por ejemplo, artritis reumatoidea, LES).

Enfermedad inflamatoria aguda.

Malignidad (neoplasia maligna).

Hemorragia meníngea (probablemente ligada a la lipoproteína beta 1 y el fibrinógeno).

Disminución:

Deficiencias de alfa1-antitripsina (enfermedad genética que se asocia a enfisema pulmonar). Enfermedades hepáticas graves.

Globulina Alfa-2

El grupo de las globulinas alfa 2 está compuesto por las siguientes:

-La macroglobulina (alfa 2): La función primordial de ésta es neutralizar las enzimas proteolíticas.

-La haptoglobina: Es la encargada de fijar la Hb plasmática de los eritrocitos, y la transporta al hígado para que no se excrete por la orina.

-La ceruloplasmina: Transporta y fija el 90 por ciento del cobre sérico.

-La eritropoyetina: Sintetizada en el riñón ante una hipoxemia, es la responsable de la formación de eritrocitos y plaquetas.

Rango saludable:

Alfa-2 globulina: 0.6 a 1.0 g/dl

Aumento

Inflamación aguda.

Inflamación crónica.

Enfermedades renales (síndrome nefrótico), estados inflamatorios agudos o crónicos.

Disminución:

Estados de hemólisis (rotura de células rojas de la sangre).

Hipertiroidismo

Enfermedades hepáticas graves

Globulinas Beta

La fracción beta incluye la transferrina, el plasminógeno y las beta lipoproteínas. Menos relevante que las beta 1, de poca jerarquía diagnóstica. Una banda similar a las "M" (monoclonal) está asociada a ciertos desórdenes degenerativos.

La hemopexina: Es la que fija y transporta el grupo hemo de la hemoglobina (Hb) hacia el hígado.

La transferrina: Transporta hierro del intestino a depósitos de ferritina en diferentes tejidos, y de allí a donde sean necesarios.

Nota: Es un reactivo de fase aguda.

Rango saludable:

Beta globulina: 0.7 a 1.2 g/dl

Aumento:

Hiperlipoproteinemia (por ejemplo, hipercolesterolemia familiar).

Terapia de estrógenos.

Hipercolesterolemia

Anemias por falta de hierro.

Algunos casos de mieloma múltiple o GMSI.

Disminución:

Trastorno de coagulación congénito

Coagulopatía de consumo

Coagulación intravascular diseminada

Desnutrición
Cirrosis

Gamma globulinas

Son proteínas séricas que actúan en inmunidad inespecífica, provocando la lisis de distintas bacterias.

La relación Albúmina/Globulina se encuentra disminuida en cirrosis y en otras enfermedades hepáticas, en glomerulonefritis crónica y en síndromes nefróticos, mieloma, macroglobulinemia de Waldenstrôm, sarcoidosis, y otras enfermedades granulomatosas, enfermedades del colágeno, estados infecciosos o inflamatorios severos, caquexia, quemaduras, colitis ulcerativa y otros estados inflamatorios crónicos.

Relación saludable: Esto debería estar compuesto aproximadamente de 3.5-5 g / dl de albúmina y 2.3-3.5 g / dL de globulina. Idealmente, los niveles de albúmina caerán en 4.5-5/100 ml, los niveles de alfa globulina se mantendrán en .2 a .3 g / L y los niveles de beta globulinas caerán a .7-1.0 g / L.

Cuantitativo, el valor hallado por electroforesis o por IDR (Inmunodifusión radial) es insuficiente. La fracción gamma incluye los diferentes tipos de anticuerpos (inmunoglobulinas M, G y A).

Rango saludable:

0.7 a 1.6 g/dl

Aumento:

Leucemia u otros trastornos de la médula ósea, enfermedades autoinmunes tales como el lupus o enfermedades del colágeno, enfermedades inflamatorias crónicas tales como la sífilis, macroglobulinemia de Waldenstrom, enfermedad hepática, artritis reumatoide, colitis ulcerosa, síndrome carcinoide, enfermedad renal o una infección viral o bacteriana crónica. Pruebas adicionales serán necesarias para determinar cuál de estos trastornos están causando los niveles de globulina aumentada, así como el tratamiento adecuado que se puede administrar.

Medicamentos como la fenitoína, la procainamida, los contraceptivos orales, la metadona, y la administración de gamma glabulina con finalidades terapéuticas pueden presentar el mismo efecto.

Policlonales:
  Procesos inflamatorios crónicos

  Artritis reumatoide

  Lupus eritematoso sistémico

  Cirrosis y otras enfermedades crónicas del hígado

  Infecciones agudas y crónicas

  Inmunizaciones recientes

  Monocloales:

Macroglobulinemia de Waldenstrom

Mieloma múltiple

Gammapatías monoclonales de significado incierto (GMSI).

Disminución:

Enfermedad renal, disfunción hepática, enfermedad celíaca, enfermedad inflamatoria del intestino (IBD), la anemia hemolítica aguda, agammaglobulinemia e hipogammaglobulinemia. Esto también es una señal de que las proteínas tomadas por el sistema digestivo no se descomponen o se absorben correctamente.

Relación a / g (cociente albúmina / globulina) o examen de proteína total

Pruebas relacionadas: Albúmina, Creatinina, Electroforesis de proteínas e Inmunofijación, Perfil Hepático, Proteínas en orina y cociente proteína/creatinina en orina, Urea.

GH

Hormona de crecimiento, Hormona de crecimiento humana (HGH), Somatotropina

La hormona del crecimiento (GH) es una hormona proteica segregada por la glándula pituitaria anterior bajo el control del hipotálamo. En los niños, la GH promueve el crecimiento, estimulando la secreción de hormonas (somatomedinas) en el hígado. Las somatomedinas pertenecen a la familia de hormonas del factor de crecimiento parecidas a la insulina (IGF). Éstas, junto con la GH y la hormona tiroidea, estimulan el crecimiento lineal del esqueleto en los niños.

En los adultos, la GH estimula la síntesis de proteínas en el músculo y la secreción de ácidos grasos del tejido adiposo (efectos anabólicos). Inhibe la captación de glucosa por el músculo, mientras que estimula la captación de aminoácidos. La secreción de la GH ocurre en distintos impulsos (secreciones concentradas y cortas) y de manera esporádica. Por esta razón, generalmente se realiza más de una prueba para medir la GH. Los intervalos entre los pulsos son aproximadamente de 2 hs. Este patrón es influenciado por andrógenos y estrógenos: mientras que los primeros regulan la amplitud del pulso, los estrógenos, regulan la secreción basal.

Acciones

Anabólica:

La somatotrofina cumple actividades anabólicas críticas para la homeostasis metabólica. Estimula la síntesis de proteínas y es tan poderosa como la testosterona, y sus efectos individuales son aditivos o posiblemente sinérgicos. Simultáneamente, moviliza grasa por acción lipolítica directa. El efecto promotor del crecimiento de la GH requiere de numerosos factores, incluyendo efectores nutricionales (principalmente proteínas), reguladores hormonales (Ej.: insulina y hormona tiroidea), factores específicos de tejidos y factores genéticos.

Metabolismo de los carbohidratos:

Ejerce acciones semejantes a las que realiza la insulina, que aumenta la captación y la utilización de glucosa y aminoácidos durante las comidas. Sin embargo, los efectos opuestos ejercidos por la GH y la insulina, son de gran relevancia fisiológica.

Acción lipolítica:

Se opone a los efectos lipogénicos de la insulina, y moviliza ácidos grasos para su uso como fuente de combustible durante el ayuno.

Estimula el crecimiento de los órganos (ej.: hipertrofia cardiaca y renal), la producción de hormonas, el metabolismo, el crecimiento y la maduración del esqueleto, y la función inmune. Entre otros efectos, la GH estimula la producción del factor de crecimiento semejante a la insulina-I (IGF-I)

Rango saludable:

1 a 9 nanogramos por mililitro (ng/mL) para hombres.

1 a 16 ng/mL para mujeres

Las pruebas de GH para investigar si existe un posible déficit no deberían realizarse hasta que se haya evaluado la función tiroidea del individuo. En caso de existir hipotiroidismo, es importante tratarlo previamente y reevaluar la tasa de crecimiento del niño antes de volver a realizar pruebas de GH.

Aumento:

Acromegalia (adultos) o gigantismo (niños)

Resistencia a la HC

Tumor de la hipófisis

Fármacos como anfetaminas, arginina, dopamina, estrógenos, glucagón, histamina, insulina, levodopa, metildopa y ácido nicotínico.

Disminución:

Hipopituitarismo

Corticoides y fenotiacinas

Pruebas relacionadas:

ACTH, cortisol, glucosa, GHRH (hormona liberadora de la hormona de crecimiento), IGF-1, Prolactina, prueba de la tolerancia oral a la glucosa, T4, TSH.

Las pruebas de supresión son útiles para diagnosticar excesos de producción de GH. En las pruebas de supresión se obtiene una muestra de sangre después de haber ayunado durante 10-12 horas. Posteriormente se administra una solución de glucosa bebida y se extraen muestras de sangre a intervalos regulares. En cada una de estas muestras se mide la GH para ver si la dosis de glucosa administrada ha conseguido frenar (inhibir) suficientemente la glándula hipofisaria.

GLÓBULOS BLANCOS (ver detalle)

Clasificación

Los glóbulos blancos se clasifican en:

Polinucleares: Neutrófilos, basófilos, eosinófilos.

Mononucleares: Linfocitos B, T, monocitos.

Según la Tinción de Romanowsky: Granulocitos (eosinófilos, basófilos, neutrófilos)

Agranulocitos: (linfocitos, monocitos, macrófagos)

Linfocitos.

A pesar de estas clasificaciones y diferencias entre los leucocitos, todos se relacionan con los mecanismos defensivos del organismo.

Los granulocitos y los monocitos destruyen a los microorganismos fagocitándolos, mientras que los linfocitos producen anticuerpos contra ellos.

Aumento

Un alto CMB puede ser un signo de infección y en ciertos tipos de leucemia.

Disminución:

Puede ser un signo de enfermedades de la médula ósea o el bazo agrandado. También se encuentra en la infección por VIH en algunos casos.

Pruebas relacionadas:

WBC recuento diferencial

Rango saludable:

Neutrófilos: 40 a 60% del total

Linfocitos: 20 a 40%

Monocitos: 2 al 8%

Eosinófilos: 1 al 4%

GLUCOHEMOGLOBINA

Mide la cantidad de glucosa químicamente unida a las células rojas de la sangre. Dado que las células sanguíneas viven unos 3 meses, nos dice el nivel de glucosa promedio de los últimos 6 - 8 semanas.

Rango saludable

La normalización de glucohemoglobina de un laboratorio a otro varía. La única excepción es si la prueba ha sido estandarizada con el método nacional de referencia DCCT. Recientemente, se ha aprobado el uso de la HbA1c como una herramienta para diagnosticar la diabetes, con un nivel de diabetes 6.5 o más indicadores. Esto proporciona una alternativa a las pruebas de tolerancia a la glucosa o la glucosa en ayunas, para el diagnóstico de la diabetes.

Aumento:

Un alto nivel sugiere pobre control de la diabetes. Las personas con un menor grado de elevación de la HbA1c (6,0 a 6,4) todavía pueden necesitar una prueba de tolerancia a la glucosa para el diagnóstico formal de diabetes.

GLUCOSA

La glucosa se encuentra en el organismo en forma de glucógeno tanto en el hígado como en los músculos, pero si el aporte es superior a las necesidades se acumula en forma de grasas, incrementándose entonces el nivel de triglicéridos. La secreción de insulina, introduce y regula la glucosa de las células, favoreciendo la utilización de la glucosa en el hígado para la formación del glucógeno y la síntesis de las grasas.

Rango saludable:

75 a 115 mg/dl.

Esta es una medida del nivel de azúcar en la sangre y los valores altos se asocian con el consumo antes de la prueba, y la diabetes.

Glucosa en ayunas

70 a 99 mg / dL para el adulto promedio (las personas mayores tienden a puntuar más alto incluso cuando están sanos)

Los niveles de azúcar pueden ser afectados por los alimentos o bebidas que han ingerido recientemente, sus niveles de estrés actuales, medicamentos que esté tomando, y la hora del día. La prueba de azúcar en la sangre en ayunas se realiza después de al menos 6 horas sin comida ni bebida que no sea agua.

Según los criterios de la ADA, la diabetes se diagnostica con un ayuno de glucosa en plasma de 126 o más. La prueba de tolerancia a la glucosa consiste en administrar una bebida azucarada seguida de varias pruebas de glucosa en la sangre. Además, la glucohemoglobina se puede utilizar para diagnosticar la diabetes.

Hay que tener en cuenta que existen variaciones normales en las pruebas de laboratorio y que los europeos tienden a usar las 2 horas después de comer para definir la diabetes en lugar de la prueba de glucosa en ayunas. Esto ocasiona que las normas europeas tienden a aumentar el número de personas que se clasifican como que tienen diabetes.

Pruebas

Glucosuria.

Glucemia basal.

Glucemia al azar.

Glucemia a las 2 horas.

Test de tolerancia oral a la glucosa (TTOG).

Aumento:

La *hiperglucemia* suele estar ocasionada por deficiencia de insulina, permaneciendo la glucosa en sangre sin poder ser metabolizada. Si es muy elevada también puede detectarse en orina. Se considera signo de diabetes cuando llega hasta 126 mg/dl en ayunas, aunque hacen falta otras pruebas para confirmar la enfermedad.

La diabetes *tipo1* ocurre cuando el páncreas deja de producir insulina, normalmente en jóvenes, mientras que la *tipo2* es consecuencia de una resistencia a la acción de la insulina, siendo típica de personas mayores, obesas, procesos inflamatorios o alteraciones del páncreas.

Disminución:

La *hipoglucemia* ocasional es frecuente en las personas anoréxicas, considerándose así cuando las cifras de glucosa bajan de 40mg/dl. También se encuentra en diabéticos sometidos a tratamiento poco vigilado con insulina o antidiabéticos orales.

Pruebas relacionadas:

Anticuerpos de islotes pancreáticos

Autoanticuerpos de Diabetes Mellitus

ICA

IAA

GADA

Péptido C.

GONADOTROFINA CORIÓNICA Humana o Beta-HCG

La gonadotropina coriónica humana, es una hormona glicoproteica producida durante el embarazo por el embrión en desarrollo después de la fecundación y posteriormente por el sincitiotroblasto, una parte de la placenta.

La hormona mantiene la funcionalidad del cuerpo lúteo como ente endocrino en la secreción de progesterona durante el primer trimestre de embarazo. En el estudio de ciertas alteraciones ginecológicas, especialmente del embarazo, la GCH aparece en la sangre y en la orina de mujeres embarazadas incluso ya a los 10 días después de la concepción.

Se emplea en:

La medición cuantitativa de esta hormona ayuda a determinar la edad exacta del feto y también pueden diagnosticarse embarazos anormales, como los embarazos ectópicos, los embarazos molares y abortos espontáneos potenciales.

Como parte de una prueba de detección para el síndrome de Down.

Establecimiento de fertilidad en caso de hipogonadismo hipogonadotrópico (también en combinación con hMG y FSH).

Tratamiento del testículo no descendente.

Mujeres que se han sometido a hiperestimulación previa a las técnicas reproductoras asistidas tales como fertilización in vitro (IVF).

Mujeres anovulatorias u oligo-ovulatorias, para provocar ovulación y luteinización en pacientes anovulatorios u oligo-ovulatorios, después de la estimulación del crecimiento folicular.

Pubertad retardada en niños.

Como Agente de Diagnóstico diferencial de crioptorcrismo y anorcrismo.

Para la valoración de la función de los testículos en pacientes con hipogonadismo hipogonadotrópico antes de un tratamiento de estimulación.

Otros usos:

La GCH es particularmente usada en el varón después de ciclos de crecimiento a base de anabolizantes. En el ámbito del culturismo, se usa como reactivador de las funciones de gonadoproducción de espermatozoides y reactivación de la producción de testosterona de procedencia natural (originada en los testículos). Aunque quizá no cumpla esta función, estimula la activación de las gónadas indirectamente.

Rango saludable

Hombres: El Rango saludable: para un hombre es 0-5 MUI/ml.

Mujeres embarazadas: Según el momento del embarazo. 1 semana de gestación: 5-50 mIU / mL, 12 semanas de gestación: 16.000 a 160.000 mUI / ml.

Este examen también se hace para diagnosticar afecciones anormales sin relación con el embarazo que pueden elevar el nivel de GCH.

Aumento:

Para lograr una prueba de embarazo positiva, el nivel de hCG debe ser al 25 mUI / ml o superior.

Más de un feto, por ejemplo, gemelos o trillizos.

Coriocarcinoma uterino

Mola hidatiforme uterina

Cáncer ovárico

Cáncer testicular.

Disminución:

Mortinato (muerte fetal)

Aborto incompleto

Amenaza de aborto espontáneo (aborto natural)

Embarazo ectópico.

Por debajo de 5 mUI / ml = negativo, es decir, sin embarazo en curso.

GRANULOCITOS (Ver detalle)

Leucocitos granulares; micrófagos; leucocitos polimorfonucleares

Los granulocitos son cualquiera de un grupo de células sanguíneas (leucocitos) que se caracterizan por el número y la química y se producen dentro del citoplasma.

Los granulocitos son los más numerosos de los glóbulos blancos y tienen aproximadamente 12 a 15 micrómetros de diámetro, siendo mayores que los glóbulos rojos (eritrocitos). También tienen un núcleo multilobulado y son importantes mediadores de la respuesta inflamatoria.

Hay tres tipos de granulocitos: neutrófilos, eosinófilos y basófilos. Cada uno de estos tipos se distingue por el color que adquieren cuando se emplea un compuesto colorante. Las diferencias en las características de tinción, reflejan diferencias en la composición química de los gránulos.

Neutrófilos:
Miden unos 15 μm y tienen un periodo de vida entre unas horas y algunos días. Son los más abundantes en la sangre y su función principal es la fagocitosis de hongos y bacterias. También se conocen como micrófagos.

Eosinófilos:
Viven entre 3 a 4 días, luego se establecen en tejidos donde permanecen varios días. Son responsables de muchas funciones, como proinflamatorias de las alergias o la muerte de parásitos.

Basófilos:
Son células de unas 10 μm de diámetro y su núcleo tiene una forma que recuerda a una S. Al activarse y pasar a los tejidos, se les llaman mastocitos, participando en la respuesta inmunitaria.

Aumento:

Un aumento del recuento de granulocitos inmaduros refleja una respuesta activa por parte del sistema inmunitario. Hay que tenerlo en cuenta en:

Pacientes en cuidados intensivos

Pacientes sometidos a quimioterapia

Pacientes con VIH/SIDA.

Disminución:

El aspecto de los granulocitos inmaduros en la sangre periférica indica una respuesta en su fase inicial ante una infección, una inflamación u otros estímulos de la médula ósea.

Agranulocitosis.

Puede ser:

Genética: infantil o familiar

Congénita: alinfocitosis.

Adquirida: neoplasia de médula ósea o por toxicidad de fármacos antitiroideos como el Metimazol, Clozapina (esquizofrenia), Carbamazepina y Ácido valproico (epilepsia).

HCM (Hemoglobina Corpuscular Media)

Se refiere a la cantidad de hemoglobina presente en los glóbulos rojos.

Rango saludable

26-33,5 pg

Aumento:

Se considera como un síntoma de la anemia macrocítica o hipercrómicas. La anemia megaloblástica es debida a las deficiencias en la dieta de vitaminas como el ácido fólico o vitamina B12.

Puede ocurrir cuando el cuerpo está activamente tratando de producir nuevos glóbulos rojos y las células precursoras denominadas reticulocitos entran en circulación en el cuerpo. Estos reticulocitos son más grandes que los glóbulos rojos maduros.

Otra condición que puede causar altos niveles es la disfunción tiroidea.

Algunas otras vitaminas y minerales también pueden causar altos niveles en los resultados del análisis de sangre de HCM, si no están presentes en las cantidades adecuadas.

El alcoholismo también puede elevar los niveles de HCM.

Disminución:

La pérdida de sangre a través del tiempo.

Muy poco hierro en el cuerpo.

Intoxicación con plomo o talasemia, una enfermedad genética que hace que el cuerpo produzca hemoglobina anormal.

Deficiencia de vitamina B12.

La anemia microcítica es una condición en la cual las células rojas de la sangre son anormalmente pequeñas, lo que significa que hay menos hemoglobina en cada célula.

La hemoglobinopatía, un grupo de trastornos caracterizados por cambios en la estructura de la hemoglobina, también puede causar un bajo nivel de HCM.

Pruebas relacionadas

El tamaño promedio de los glóbulos rojos (VCM)

La cantidad de hemoglobina relativa al tamaño de la célula (concentración de hemoglobina) por glóbulo rojo (CHCM)

HDL (ver colesterol)

El colesterol HDL es denominado vulgarmente como 'colesterol bueno', ya que protege contra las enfermedades del corazón, ayudando a eliminar el exceso de colesterol depositado en las arterias. Los niveles altos –dicen- están asociados con una baja incidencia de enfermedad cardiaca coronaria. Lo cierto, es que todos los tipos de colesterol, un total de cuatro, son imprescindibles para la salud.

En general, se admite que el riesgo de cardiopatía, incluyendo un ataque cardíaco, se incrementa si el nivel de HDL es menor de 40 mg/dL, mientras que un nivel de HDL de 60 mg/dL o superior ayuda a proteger contra una cardiopatía. Esta conclusión está muy controvertida.

Las mujeres tienden a tener colesterol HDL más alto que los hombres.

Rango saludable

Varones: Entre 41 y 60 mg/dL

Mujeres: Entre 51 y 60 mg/dL

Disminución:

Los niveles bajos de HDL pueden suponer un aumento del riesgo de cardiopatía aterosclerótica.

Un nivel de HDL bajo también puede estar asociado con:

Hiperlipidemia familiar.

Diabetes mellitus no insulinodependiente.

Uso de ciertos fármacos como esteroides anabolizantes, antipsicóticos, corticoesteroides e inhibidores de la proteasa. Antihipertensivos betabloqueadores, como propranolol, atenolol y bisoprolol son un ejemplo. Otro ejemplo es el ansiolítico benzodiazepina, como diazepam, midazolam, bromazepam y alprazolam.

HEMATÍES

SRBC (glóbulos rojos o eritrocitos)

Tienen una vida media de120 días. Se forman en la médula ósea mediante la hormona eritropoyetina, siendo eliminados por el bazo. Transportan el oxígeno desde los pulmones a todo el cuerpo y llevan el dióxido de carbono (CO_2) desde las células a los pulmones para ser expulsado.

Rango saludable: varones 4 y 5,5 millones/ml, mujeres 4,2 y 5,2. Los niños tienen un rango muy estrecho de recuento normal de glóbulos rojos, de aproximadamente entre 4,6 y 4,8 millones/uL

Aumento:

La policitemia es la presencia de un recuento elevado de glóbulos rojos. Puede estar causada por varias condiciones como la enfermedad cardíaca congénita, la cardiopatía pulmonar, la deshidratación (como en la diarrea grave), la enfermedad pulmonar obstructiva, la fibrosis pulmonar o el exceso de producción de glóbulos rojos (policitemia vera).

El consumo de tabaco reduce la cantidad de oxígeno presente en la sangre, y esto tiene como consecuencia un incremento de la producción de glóbulos rojos, por lo que un número elevado de hematíes puede también estar relacionado con el tabaquismo. Las personas que viven en zonas muy elevadas pueden presentar un mayor número de hematíes, sin que esto signifique que padezcan alguna enfermedad.

Disminución:

Anemia hemolítica, lupus eritomatoso sistémico o linfoma. También pérdida de sangre, aneurisma que dificulta su transporte, presión arterial alta, válvula cardiaca artificial, lo que suele ocasionar anemia hemolítica micorangiopática. En la reacción autoinmune o anemia hemolítica autoinmune, también hay una disminución de glóbulos rojos, lo mismo que en la carencia de vitamina C y la ingestión de fármacos como las sulfamidas y la metildopa.

Si la disminución es brusca por hemólisis (destrucción), hay escalofríos, fiebre, hipotensión y dolores generalizados, apareciendo frecuentemente cálculos biliares pigmentados.

Podemos encontrar:

Anisocitosis

Se refiere a anomalías en el tamaño de los glóbulos rojos. Normalmente significa que la sangre muestra glóbulos de diferentes tamaños, en lugar de tener todos ellos un tamaño relativamente uniforme. Puede estar ocasionada por:

Anemia. Incluyendo anemia sideroblástica, anemia diseritropoyética congénita, formas congénitas de anemia y la talasemia.

Deficiencia de vitaminas o minerales, como el hierro, vitamina B12 o vitamina A.

Transfusión de sangre. Si los glóbulos rojos transfundidos son más pequeños o más grandes que los de la persona que recibe la transfusión, puede resultar anisocitosis, pero suele ser temporal.

Macrocitosis

Agrandamiento de los glóbulos rojos. Puede estar ocasionada por:

Deficiencia de vitamina B-12

Deficiencia de folato

Enfermedad hepática

Alcoholismo

Hipotiroidismo

Un efecto secundario de ciertos medicamentos, como los utilizados para tratar el cáncer, convulsiones y trastornos autoinmunes.

Aumento de la producción de glóbulos rojos por la médula ósea (regeneración) para corregir la anemia, por ejemplo, después de la pérdida de sangre.

Microcitosis

Los glóbulos rojos de la sangre son inusualmente pequeños, a causa de:

Anemia por deficiencia de hierro.

Talasemia. La beta-talasemia es una enfermedad genética autosómica recesiva en la que no se producen suficientes cadenas globina beta que componen la hemoglobina. La mayoría de los pacientes con beta talasemia tienen anemia leve. La alfa-talasemia es causada por una baja producción de cadenas de globina alfa.

Anemia por enfermedad crónica. Puede ser causada por infecciones crónicas o procesos inflamatorios. Los niveles elevados de citoquinas provocan una disminución en la producción de eritropoyetina, una disminución de la respuesta a la eritropoyetina, y la interferencia con el metabolismo del hierro. Aunque la anemia de la enfermedad crónica suele ser normocítica, alrededor de un cuarto a un tercio de los casos son ligeramente microcíticos. La anemia suele ser leve y no progresiva.

En concreto:

Si son pequeños: falta de hierro.

Si son ovalados y grandes: carencia de vitamina B12

Si tienen forma de hoz: padece drepanocitosis, una enfermedad hereditaria.

Volumen corpuscular medio (VCM) **(Ver)** Este índice determina el tamaño medio de los hematíes. De este modo, se pueden clasificar las anemias en: macrocíticas o microcíticas, dependiendo de si el tamaño del hematíe es mayor o menor de lo habitual.

Hemoglobina corpuscular media (HCM) **(Ver)** Este parámetro indica la cantidad media de hemoglobina que contiene cada hematíe o glóbulo rojo. Gracias a este parámetro se pueden clasificar las anemias de otra forma diferente: las hipocrómicas son las que cursan con un bajo nivel de HCM, y las hipercrómicas las que tienen un alto nivel de HCM.

Concentración de hemoglobina corpuscular media (CHCM) **(Ver)**Disminuye ("hipocrómica") en las anemias hipocrómicas.

HCM Hemoglobina corpuscular media

La HCM es una medida de la media de la concentración de hemoglobina presente en un glóbulo rojo.

Rango saludable

De 27 a 31 picogramos/célula.

Aumento:

La hemoglobina corpuscular media alta se asocia con macrocitosis. Esta condición ocurre cuando los glóbulos rojos son más grandes de lo normal.

Las causas más comunes de macrocitosis son:

Anemia megaloblástica, que está teniendo un bajo conteo de glóbulos rojos debido a las deficiencias en la dieta en las vitaminas como el ácido fólico o vitamina B12, alcoholismo.

Puede ocurrir cuando el cuerpo está activamente tratando de producir nuevos glóbulos rojos y las células precursoras denominadas reticulocitos entran en circulación en el cuerpo. Estos reticulocitos son más grandes que los glóbulos rojos maduros.

Disminución:

Cuando las propias células son pequeñas, su importe medio de la hemoglobina es bajo. Puede estar causado por deficiencia de hierro, talasemia (una enfermedad genética).

HDV (Ver hemoglobina)

HEMATOCRITO, índice

Es el porcentaje del volumen de sangre ocupado por los glóbulos rojos, en comparación con el resto. En la mayoría de los laboratorios la hemoglobina se mide en realidad, mientras que el hematocrito se calcula utilizando la medición de glóbulos rojos y la medición MCV. Otros prefieren utilizar la medición Hgb como más fiable.

Rango saludable

Varones 42 y 50%, mujeres 38 y 47%.

Aumento:

Puede ocurrir debido a una enfermedad pulmonar, personas que viven a gran altura, o la producción excesiva de glóbulos rojos en la médula ósea. Deshidratación, eclampsia, alteraciones cardiovasculares o pulmonares.

Disminución:

La anemia puede deberse a deficiencias nutricionales, pérdida de sangre, la destrucción de los glóbulos internos, o incapacidad para producir sangre en la médula ósea. Embarazo, toxinas, fibrosis, tumores, desnutrición, anemia, artritis reumatoide, hipertiroidismo, leucemia.

HEMOGLOBINA

Los glóbulos rojos contienen hemoglobina, lo que hace que la sangre tenga un color rojo brillante. La hemoglobina transporta el oxígeno desde los pulmones a todo el cuerpo; luego regresa a los pulmones con el dióxido de carbono, que exhalamos.

La hemoglobina A ($\alpha 2\beta 2$) (PDB 1BZ0) es la designación para la hemoglobina normal que existe después del nacimiento.

La hemoglobina A2 ($\alpha 2\delta 2$) Es un componente menor de la hemoglobina que se encuentra en los glóbulos rojos después del nacimiento.

La hemoglobina F ($\alpha 2\gamma 2$) o Hemoglobina fetal (HBF o hemoglobina F) es la principal proteína transportadora de oxígeno en el feto durante los últimos siete meses de desarrollo en el útero y en el nacimiento hasta aproximadamente los 6 meses de edad.

Funcionalmente, la hemoglobina fetal se diferencia de la hemoglobina adulta en que es capaz de ligar el oxígeno con más afinidad que la forma adulta, aportando así un mejor acceso del oxígeno desde el torrente sanguíneo de la madre, en el desarrollo fetal.

En los adultos, la producción de hemoglobina fetal puede ser reactivada farmacológicamente, lo cual es útil para el tratamiento de enfermedades como la anemia de células falciformes.

Rango saludable:

Varones 14 y 16,8 gr/dl

Mujeres 12,5 y 15

Recién nacido de 14 a 24 g/dL

Bebé de 9.5 a 13 g/dL.

Aumento:

El nivel alto de la hemoglobina casi siempre se debe a bajos niveles de oxígeno en la sangre (hipoxia), presentes durante un largo período de tiempo. Las razones comunes abarcan:

Ciertos defectos congénitos del corazón, como la cardiopatía congénita.

Insuficiencia del lado derecho del corazón (cor pulmonale).

EPOC (enfermedad pulmonar obstructiva grave).

Cicatrización o engrosamiento de los pulmones (fibrosis pulmonar) y otros trastornos pulmonares graves.

Una enfermedad rara de la médula que conduce a un aumento anormal del número de células sanguíneas (policitemia vera).

El cuerpo no tiene tanta agua y líquidos como debería (deshidratación).

Disminución:

Anemia que puede ser:

Ferropénica (hierro sérico 50 a 175 mcg/dl) (transferrina, la proteína que liga el hierro a la sangre, 120 a 200 mg/dl) y ferritina (depósitos de hierro entre 10 y 200ng/ml.)

Los valores bajos de hierro sérico o ferritina indican ferropenia ocasionada por una deficiente absorción.

Megaloblástica en donde aumenta la bilirrubina formada en la destrucción de la hemoglobina, y la enzima LDH por la destrucción celular. Puede estar causada por déficit de ácido fólico (3 a 20 mcg/l) y de vitamina B12 (200 a 850 pg/ml).

Hemolítica con un aumento de la bilirrubina directa en sangre, crecimiento del bazo y aumento de la enzima LDH. Puede ser debida a parásitos, enfermedades autoinmunes, intoxicaciones y genética.

Aplástica con un déficit asociado de plaquetas y glóbulos blancos, así como leucopenia (Disminución: de los leucocitos) y trombopenia.

Anchura de la distribución de la hemoglobina

También se la conoce como HDW y como ET-Hb. Desviación estándar de la distribución de la concentración globular de la hemoglobina.

Es la desviación estándar de las concentraciones de hemoglobina de los hematíes. La desviación estándar es otro parámetro estadístico que también estima el grado de dispersión de los valores obtenidos (en este caso, las concentraciones de Hb de los hematíes evaluados).

El ancho de distribución eritrocitaria ha surgido como un marcador biológico con valor pronóstico en enfermedades cardiovasculares.

Rango saludable

Su valor normal está comprendido entre 2,2 y 3,2 g/dl.

Aumento:

Existencia de hematíes hipercrómicos.

Hemoglobina corpuscular media (MCH)

Esta prueba mide la cantidad promedio de hemoglobina en los glóbulos rojos típico. Resultados que son demasiado altos podrían indicar anemia, mientras que los que son demasiado bajos pueden indicar una deficiencia nutricional.

Rango saludable

27 a 32 picogramos

Concentración de hemoglobina corpuscular media (CHCM)

La prueba MCHC informa de la concentración media de hemoglobina en una cantidad específica de células rojas de la sangre. Una vez más, estamos buscando indicios de anemia si el recuento es bajo las deficiencias nutricionales, o posibles, si es alta.

Rango saludable

28% a 36%

HEMOGLOBINA GLICOSILADA

Hemoglobina A1c, HbA1c, A1c, Glicohemoglobina

Para identificar a personas con elevado riesgo de desarrollar diabetes y como ayuda al diagnóstico de una diabetes; para monitorizar una diabetes y como ayuda en la toma de decisiones durante el tratamiento.

El azúcar de la sangre se une a la hemoglobina para formar la hemoglobina A1 (glicosilada). Si la sangre contiene más azúcar, la hemoglobina glicosilada aumenta y sobre todo que permanece aumentada durante 120 días. Por esto la medición de la hemoglobina glicosilada refleja todas las subidas y bajadas del azúcar en sangre en las pasadas ocho o más semanas.

La hemoglobina A1 es un promedio del nivel de azúcar en los últimos meses, mientras que un examen para azúcar en la sangre (glucosa) sólo indica el estado el control de diabetes en un punto determinado.

Rango saludable

adultos normales	2,2 a 4,8 %
niños normales	1,8 a 4 %
diabéticos bien controlados	2,5 a 5,9 %
diabéticos con control suficiente	6 a 8%
diabéticos mal controlados	mayor de 8%

Aumento:

Si la HbA1c está por encima de 7%, esto significa que la diabetes está mal controlada.

Diabetes mellitus

Embarazo

Personas sin bazo.

Disminución:

Anemia hemolítica

Enfermedades renales

Pérdidas de sangre crónicas.

Pruebas relacionadas:

Albúmina en orina y cociente albúmina/creatinina en orina, fructosamina, glicosa.

HGH (ver GH)

HIERRO (Hierro sérico)

En personas con anemia estas pruebas son de ayuda para determinar si la causa de la misma obedece a una falta de hierro o a otro trastorno, como enfermedades crónicas. También puede solicitarse el hierro en suero si se sospecha una intoxicación por hierro, y para el diagnóstico de hemocromatosis hereditaria.

No obstante, no es posible indicar un intervalo de referencia estándar para este análisis. Dado que los valores de referencia dependen de muchos factores, incluyendo la edad del paciente, el sexo, las características de la población y el método utilizado, los resultados numéricos de los análisis tienen diferentes interpretaciones en distintos laboratorios. El informe del laboratorio debe incluir el intervalo de referencia específico para sus análisis.

Rango saludable

158 µg/dl

Hierro: 60 a 170 mcg/dL (microgramos por decilitro)

Capacidad total de fijación del hierro (CTFH): 240 a 450 mcg/dL

Saturación de transferrina: 20% a 50% (La transferrina transporta el hierro a través de la sangre)

Aumento:

Personas que hayan recibido múltiples transfusiones de sangre

Administración de hierro por vía intramuscular

Intoxicaciones

Enfermedades hepáticas

Enfermedades renales

Anemia debido a que los glóbulos rojos se destruyen con mucha rapidez (anemia hemolítica)

Muerte del tejido hepático

Inflamación del hígado (hepatitis)

Intoxicación por hierro

Múltiples transfusiones de sangre

El alcohol y ciertos fármacos como las píldoras anticonceptivas y el metotrexato.

Disminución:

Déficit de hierro, en especial si la transferrina o la TIBC están elevadas

Anemia debido a que los glóbulos se destruyen con mucha rapidez (anemia hemolítica)

Nivel de proteína en la sangre más bajo de lo normal (hipoproteinemia)

Inflamaciones

Enfermedad hepática, como cirrosis

Sangrado gastrointestinal prolongado

Sangrado menstrual abundante

Afecciones intestinales que causan absorción deficiente de hierro

Hierro insuficiente en la dieta

Embarazo

Desnutrición

Disminución en los glóbulos rojos a raíz de que los intestinos no absorben apropiadamente la vitamina B12 (anemia perniciosa)

Anemia drepanocítica

Medicamentos como la Testosterona, cantidades importantes de aspirina, metformina y la hormona ACTH.

Pruebas relacionadas: Capacidad total de fijación del hierro, Transferrina, Metabolismo férrico, Evaluación de Hemoglobinopatías, Ferritina, Hematocrito, Hemoglobina, Hemograma, Protoporfirina zinc, Reticulocitos.

Hemocromatosis

Es una afección en la cual hay demasiado hierro en el cuerpo. También se denomina sobrecarga de hierro. El hierro extra también se puede acumular en otras áreas del cuerpo como la tiroides, los testículos, el páncreas, la hipófisis, el corazón o las articulaciones. El tratamiento temprano puede ayudar a prevenir complicaciones, como hepatopatía, cardiopatía, artritis y diabetes.

La hemocromatosis primaria es un trastorno genético que se transmite de padres a hijos y es congénito. Las personas con esta afección absorben demasiado hierro a través del tubo digestivo que posteriormente se acumula en el cuerpo, especialmente en el hígado. Una persona es más propensa a contraer esta enfermedad si alguien en la familia la tiene o la padeció.

La hemocromatosis secundaria (adquirida) se debe a otros trastornos relacionados con la sangre (como talasemia o ciertas anemias) o a muchas transfusiones de sangre. A veces, ocurre en personas que tienen antecedentes de alcoholismo prolongado y otros problemas de salud.

La hemocromatosis afecta más a los hombres que a las mujeres. Es especialmente común en personas de raza blanca de ascendencia europea occidental.

Pruebas relacionadas:

Nivel de ferritina, nivel de hierro. Porcentaje de saturación de transferrina (alto). Pruebas genéticas. Nivel de glucosa en la sangre. Alfafetoproteína.   Ecocardiografía.   Electrocardiografía. Tomografías computarizadas (TC), resonancias magnéticas (RM) y ecografía. Pruebas de la función hepática

La afección puede confirmarse con una biopsia de hígado o una flebotomía.

Si se confirma una anomalía genética, se pueden utilizar exámenes de sangre para averiguar si otros miembros de la familia están en riesgo de presentar sobrecarga de hierro.

Tratamiento

El objetivo del tratamiento es extraer el exceso de hierro del cuerpo y brindar tratamiento de cualquier daño a órganos.

Un procedimiento llamado flebotomía es el mejor método para extraer el exceso de hierro del cuerpo. Se extrae medio litro de sangre cada semana hasta que el nivel de hierro en el cuerpo sea normal; esto puede requerir muchos meses para llevarse a cabo. Después de esto, es posible que el procedimiento se realice con menos frecuencia para mantener los niveles de hierro normales. La frecuencia con la cual se necesita este procedimiento depende de los síntomas, de los niveles de hemoglobina y ferritina en el suero, al igual que de la cantidad de hierro que usted consume en la alimentación.

IGF

IGF-1(Somatomedina C)

El IGF-1 o Somatomedina C, es una hormona parecida en su estructura molecular a la insulina. Juega un papel importante en el crecimiento infantil, teniendo en cuenta que los mayores niveles de Somatomedina C, se producen en la pubertad y los menores en la infancia y en la etapa de la vejez. Los efectos en los adultos continúan produciendo efectos anabolizantes. Es una proteína que se produce en el hígado y en los músculos. Se conoce como "factor de crecimiento" porque su producción viene estimulada por la hormona de crecimiento humana. Es un indicador de la cantidad de hormona de crecimiento humana que está produciendo la hipófisis.

La prueba de la somatomedina C se solicita, sobre todo, para evaluar y controlar los trastornos hipofisarios y las anomalías en la producción de la hormona del crecimiento. Síntomas, como una baja estatura o un crecimiento excesivo (gigantismo), justifican la petición de esta prueba.

Esta prueba también se puede utilizar para evaluar el estado nutricional de un niño, ya que la desnutrición puede afectar la concentración de somatomedina C.

Rango saludable:

16 años: 226 - 903 ng/mL (226 - 903 µg/L), 46 - 50 años: 94 - 252 ng/mL (94 - 252 µg/L)

Aumento:

El aumento de los niveles de IGF-1 suele indicar un aumento en la producción de GH. Debido a la pulsatilidad en la secreción de GH, es mucho más fácil usar los niveles de IGF-1, que son más estables, como referencia de la concentración de GH. Esto es válido hasta que se satura la capacidad de producción de IGF-1 por parte del hígado, de manera que un aumento muy importante de GH no se verá reflejado en los niveles de IGF-1 pues estos no seguirán aumentando y se estancarán en el máximo producible por el individuo.

El aumento de la concentración de GH e IGF-1 es normal durante la pubertad y el embarazo, pero, aparte de estas situaciones, es más frecuente que sea debido a tumores hipofisarios (normalmente benignos).

Si la IGF-1 se mantiene elevada tras la cirugía del tumor hipofisario, ésta no habrá sido eficaz. Su disminución tras la cirugía y durante el tratamiento posterior con fármacos y/o radioterapia indica que está disminuyendo la producción de GH. Si la concentración de IGF-1 se normaliza, seguramente la persona no está ya produciendo un exceso de GH. Si el individuo se monitoriza durante mucho tiempo, los valores de IGF-1 pueden ser útiles para la detección de recidivas del tumor.

Disminución:

Si las concentraciones de IGF-1 son bajas, es probable que exista un déficit de GH o una insensibilidad a la GH. Si se da en niños, este déficit puede provocar talla baja o retraso en el crecimiento y se puede tratar con suplementos de GH. Los adultos presentan una disminución de la producción asociada a la edad, pero niveles de GH o IGF-1 inferiores a los esperados pueden ser debidos a déficit de GH o insensibilidad a la GH.

Si el déficit de GH se debe a una disminución general de la función hipofisaria (hipopituitarismo), es necesario evaluar los niveles de todas las hormonas hipofisarias (y de hormonas producidas y secretadas por otras glándulas) para instaurar el tratamiento más adecuado. El hipopituitarismo puede ser de origen genético o secundario a traumatismos, infecciones e inflamación.

También se puede observar un déficit de IGF-1 en situaciones de malnutrición (incluyendo la anorexia nerviosa), enfermedad renal crónica, enfermedad hepática crónica, formas de GH inactivas o no efectivas y tras tratamientos con altas dosis de estrógenos.

IGF-2

Los factores de crecimiento insulínico (IGF-2), son proteínas con un gran parecido a la secuencia de la insulina. Los factores de crecimiento insulínico, son parte de un sistema complejo que las células usan para comunicarse con su entorno fisiológico. El IGF-2 tiene un papel importante en el crecimiento fetal. Produciéndose algunas veces también en células de determinados tumores, provocando hipoglucemia o síndrome de Doege-Potter.

Aumento:

Acromegalia, gigantismo, hiperfunción de corteza adrenal (exceso de mineralocorticoides). Embarazo, pubertad. Obesidad.

Disminución:

Déficit de hormona de crecimiento, enanismo de Laron, diabetes mellitus, craneofaringioma, hipotiroidismo, cirrosis hepática, falla hepática. Desnutrición, aumento de edad (sobre todo después del período de crecimiento prepuberal).

IGFBP-3

IGFBP-3 (proteína enlazante del factor de crecimiento insulinoide de tipo 3). Prácticamente toda la IGF-1 circula en sangre unida a proteínas enlazantes, y de estas, la más prevalente es la IGFBP-3. La producción de IGFBP-3 también está promovida por la GH. También ayuda a alargar la vida de la somatomedina C en sangre y a controlar sus efectos sobre los tejidos del organismo.

Se emplea como diagnóstico de las etiologías del retraso de crecimiento. Además de su función de unión a IGF, la IGFBP-3 también exhibe efectos intrínsecos de regulación del crecimiento que todavía no se comprenden completamente, pero han suscitado interés en cuanto a un posible papel de IGFBP-3 como marcador tumoral pronóstico. Sin embargo, en este momento, la IGFBP-3 no se puede utilizar de forma fiable como un marcador pronóstico en cáncer de mama, colon, próstata o pulmón.

Pruebas relacionadas: GH, GHRH, Glucosa, Prueba de la tolerancia total a la glucosa, T4, TSH.

HOMOCISTEÍNA

Homocisteína plasmática total

Se trata de un aminoácido que se encuentra normalmente en pequeñas cantidades en la sangre. La homocisteína es producida por el organismo humano a partir de la metionina y la primera reacción es catalizada por una enzima dependiente de la vitamina B6. Si los niveles de metionina son bajos, la homocisteína los mantiene a través de varias vías de remetilación por la enzima metionina sintetasa (MS), dependiente de la vitamina B12. A su vez, la síntesis de metiltetrahidrofolato es catalizada por la enzima metilentetrahidrofolato reductasa (MTHFR), dependiente de la vitamina B2.

Se detecta la presencia de homocisteína en la orina de niños con retraso mental y cuando existen defectos en el metabolismo de la vitamina B12, hay también un cuadro clínico caracterizado por eventos tromboembólicos. Se considera que es un factor de riesgo independiente para aterosclerosis, enfermedad coronaria, cerebrovascular y vasculopatía periférica.

Se puede reducir el nivel de homocisteína comiendo más verduras de hoja y productos o cereales fortificados. El tratamiento habitual es el ácido fólico con o sin vitamina B-12.

Rango saludable

4-15 micromoles / l, aunque si ha existido una enfermedad vascular previa, se recomienda reducirla a menos de 10.

Su exceso ocasiona los siguientes síntomas:

Diarrea

Mareos

Fatiga, debilidad

Pérdida del apetito

Palidez

Aumento de la frecuencia cardíaca

Dificultad para respirar

Dolor en la lengua y en la boca

Hormigueo, entumecimiento y/o sensación de quemazón en manos, pies, brazos y piernas (si existe déficit de vitamina B12).

Aumento:

Los niveles muy altos (60 a 100 mmol) se asocian con un mayor riesgo de ataque cardíaco y otras enfermedades vasculares y pueden ser debidos a una deficiencia de ácido fólico o vitamina B12, debido a la herencia, la edad avanzada, enfermedad renal, o ciertos medicamentos, así como alteraciones genéticas (MTHFR).

Las concentraciones de homocisteína pueden aumentar con la edad, con el consumo de tabaco y con la toma de fármacos como carbamazepina, fenitoína y metotrexate.

Disminución:

Las concentraciones de homocisteína son más bajas en mujeres que en varones, si bien tienen tendencia a aumentar después de la menopausia seguramente debido a la disminución de la producción de estrógenos.

Pruebas relacionadas: Anticuerpo antifactor intrínseco, Mutación MTHFR, Riesgo cardíaco, Vitaminas B12 y folato.

INMUNOGLOBULINAS

El análisis de inmunoglobulina mide el nivel de ciertas inmunoglobulinas, o anticuerpos, en la sangre, las proteínas producidas por el sistema inmunológico para atacar a los antígenos, como las bacterias, los virus y los alérgenos.

El cuerpo genera diferentes inmunoglobulinas para combatir cada antígeno. Por ejemplo, el anticuerpo de la varicela no es el mismo que el anticuerpo de la mononucleosis. A veces, el cuerpo puede equivocarse y generar anticuerpos que atacan a su propio tejido, afectando a los órganos sanos ya que los identifica como cuerpos extraños. Esto es lo que se conoce como "enfermedad autoinmune".

Los niveles de Ig no suelen modificarse cambiando el estilo de vida. En caso de estar tomando un fármaco que pueda alterar la concentración de Ig, el médico decidirá si es más apropiado seguir tomándolo o abandonarlo.

En casos puntuales, y siempre por decisión médica, puede estar indicado realizar una plasmaféresis para hacer disminuir las concentraciones de Ig en sangre.

Por lo general, tanto la IgA como la IgG y la IgM se miden simultáneamente. Al evaluarse juntas, le brindan al médico información importante sobre el funcionamiento del sistema inmunológico, especialmente en lo relacionado con las infecciones y las enfermedades autoinmunes.

Disminución:

La disminución de los niveles de Ig suele ser adquirida y secundaria a algún trastorno subyacente, ya sea por afectar a la capacidad de producción de inmunoglobulinas del organismo o porque se produce una pérdida de proteínas en el organismo por alguna u otra causa. Los fármacos también pueden ocasionar disminuciones de las concentraciones de Ig, como por ejemplo los inmunosupresores, corticoesteroides, fenitoína, carbamazepina; también puede obedecer a presencia de ciertas toxinas, o por complicaciones asociadas a enfermedad renal (insuficiencia renal) o a diabetes.

Los cinco tipos de anticuerpos son los siguientes:

Inmunoglobulina A (IgA), presente en grandes concentraciones en las membranas mucosas, particularmente en las paredes internas de las vías respiratorias y el tracto gastrointestinal, como también en la saliva y las lágrimas.

Cuando se sigue una lactancia materna, el bebé obtiene IgA a partir de la leche de la madre. Esta IgA protege al bebé de infecciones, particularmente cuando los anticuerpos de la madre en la sangre del bebé van disminuyendo, pero él todavía no es capaz de producirlos.

Algunas personas con déficit de IgA desarrollan anticuerpos anti-IgA. La administración de transfusiones de sangre (o de algunos de los componentes de la sangre) con IgA (como plasma o inmunoglobulinas), puede desencadenar el desarrollo de una reacción anafiláctica transfusional grave.

Rango saludable: 70 - 350 mg/dL (0,70 - 3,50 g/L)

Aumento:

Infecciones crónicas, especialmente del tracto gastrointestinal

Enfermedad intestinal inflamatoria como la Enfermedad de Crohn

Mieloma múltiple.

Disminución:

Los pacientes con deficiencia de IgA pueden desarrollar anticuerpos contra IgA y pueden tener reacciones graves e incluso potencialmente mortales a las trasfusiones de sangre y hemoderivados.

Se puede desarrollar un trastorno inmunitario, como la artritis reumatoide, el lupus eritematoso y la celiaquíma.

Inmunoglobulina G (IgG), es el tipo de anticuerpo más abundante en los líquidos corporales. Brinda protección contra las bacterias y las infecciones virales.

Rango saludable: 700 - 1.700 mg/dL (7,0 - 17,0 g/L)

Aumento:

Infección o inflamación crónicas

Hiperinmunización (número más alto que lo normal de anticuerpos específicos)

Mieloma múltiple por IgG (un tipo de cáncer de la sangre)

Enfermedad hepática

Artritis reumatoide

Disminución:

Es posible observar unos niveles de IgG transitoriamente disminuidos en un bebé sano. La protección frente a infecciones se va perdiendo a medida que la concentración de IgG de la madre va disminuyendo en la sangre del bebé (unos meses). La concentración de IgG será baja mientras el bebé no sea capaz de producir IgM e IgG; existe una ventana o un periodo de tiempo durante el cual el bebé tiene mayor riesgo de contraer infecciones.

Agamaglobulinemia (niveles muy bajos de inmunoglobulinas, un trastorno muy raro)

Leucemia

Mieloma múltiple (cáncer de la médula ósea)

Preeclampsia (presión arterial alta durante el embarazo)

Tratamiento con ciertos fármacos quimioterapéuticos

Inmunoglobulina M (IgM), se encuentra principalmente en la sangre y en el líquido linfático. Es el primer anticuerpo que el cuerpo genera para combatir una infección.

A veces la medida de IgM es útil para saber si un recién nacido ha contraído una infección antes de nacer (infección congénita). El feto en desarrollo puede producir IgM como respuesta a una infección. Debido a su tamaño (grande), los anticuerpos de tipo IgM no pueden atravesar la placenta, y por lo tanto no pueden ser de procedencia materna. Así, la presencia de anticuerpos de tipo

IgM en la sangre de un recién nacido indica que los ha producido él mismo, y esto indica que el recién nacido contrajo la infección durante el embarazo.

Rango saludable: 50 - 300 mg/dL (0,50 - 3,0 g/L)

Aumento:

Mononucleosis

Linfoma (cáncer del tejido linfático)

Macroglobulinemia de Waldenström (cáncer de los glóbulos blancos en la sangre)

Mieloma múltiple

Artritis reumatoidea.

Disminución:

Agamaglobulinemia (muy rara)

Leucemia

Mieloma múltiple

Inmunoglobulina E (IgE), se la asocia principalmente con las reacciones alérgicas (lo que ocurre cuando el sistema inmunológico reacciona de manera exagerada a los antígenos del medio ambiente, como el polen o el polvillo de los animales). Se encuentra en los pulmones, la piel y las membranas mucosas.

Es posible llevar a cabo un análisis de IgE para detectar los siguientes alérgenos:

Polen

Moho

Polvillo proveniente de los animales

Ácaros

Alimentos (incluyendo cacahuates, leche, huevos y mariscos)

Cucarachas

Medicamentos (como la penicilina)

Veneno proveniente de insectos (de abejas o avispas)

Látex (que contienen ciertos globos o guantes descartables para exámenes médicos)

Rango saludable: 1 - 87 UI/mL (1 - 87 kUI/L)

Aumento:

La síntesis en exceso de IgE en los pacientes atópicos es debida a una respuesta inmune genéticamente determinada en respuesta a agentes ambientales inocuos para otros individuos. Aproximadamente un 80% de los pacientes con dermatitis atópica tienen niveles séricos elevados de IgE, que suelen ser proporcionales a la extensión y severidad de la enfermedad. Los niveles normales de IgE no descartan el diagnóstico de dermatitis atópica.

Los niveles altos de IgE pueden ser señal de infección, reacción alérgica, enfermedad autoinmune o presencia de cáncer.

Disminución:

Los niveles bajos de IgE son difíciles de detectar y suelen asociarse solamente con enfermedades de inmunodeficiencia raras. Se ha demostrado su participación en determinados trastornos febriles en niños.

Inmunoglobulina D (IgD), existe en pequeñas cantidades en la sangre y es el anticuerpo del que menos conocimiento se tiene.

Hay una significativa correlación positiva entre los niveles de IgD y los títulos de anticuerpos fijadores de complemento específicos contra el Mycobacterium pneumoniae. Los anticuerpos de la clase IgD antirrubéola y antivirus del sarampión, fueron encontrados en pacientes con rubéola y panencefalitis esclerosante subaguda. También se han reportado anticuerpos IgD contra la toxina diftérica, Escherichia coli, y estreptolisina O. Un paciente con una miocarditis por el virus coxsackie presentó niveles elevados de IgD sérica. La IgD se une de forma inespecífica con bacterias a través del fragmento Fc; por ejemplo, a Neisseria catarrhalis y Haemophilus influenzae, y a los grupos A, C y G de Streptococcus.

Rango saludable: 0 - 14 mg/dL (0 - 140 mg/L)

Aumento:

Las concentraciones promedio de IgD en suero en fumadores de cigarro fue el doble que los no fumadores.

Un aumento de IgD en suero se demostró en pacientes con la enfermedad de Hodgkin varios meses después de la esplenectomía.

Valores elevados de IgD en suero se encontraron en pacientes con hiperparatiroidismo.

En un grupo de pacientes con tumores en el sistema nervioso central se encontró un aumento de los niveles de IgD en suero. Valores altos de IgD en suero fueron reportados en pacientes con aortitis y con cirrosis hepática.

Su cantidad aumenta en las reacciones alérgicas a la leche, insulina, penicilina y diversas toxinas.

Disminución:

En niños con Kwashiorkor se encontró una disminución de la concentración de IgD en suero, en pacientes con síndrome de Behcet, y en la vasculitis retinal idiopática.

ÍNDICE HEMOLÍTICO

El Índice Hemolítico se conoce por el análisis específico de sangre. Se recomienda para determinar la normalidad de los indicadores, para descartar o diagnosticar por ejemplo anemias.

Es un indicador matemático resultante de tres indicadores componentes de análisis específicos de la sangre:

- concentración media de la hemoglobina

- corpúsculo medio de la hemoglobina

- volumen corpuscular medio

Pero es común que se diga Índice de alguno de los tres y algunos lo confunden con el Índice Hemolítico general

Por tanto dícese de Índice Alto a un nivel superior al estándar, es decir, que pasa la medida de lo normal, pudiendo ser en uno o más de los tres elementos señalados.

Es un conjunto de síntomas y signos, cuya base fisiopatológica principal consiste en un acortamiento de la vida media eritrocitaria. Esto condiciona una destrucción acelerada de los glóbulos rojos y un esfuerzo regenerativo del sistema eritropoyético medular para compensar las demandas aumentadas.

Rango saludable: 35

El índice hemolítico permite diferenciar los pacientes con fenotipo hemolítico, los cuales tienen un comportamiento clínico característico.

Los pacientes con subfenotipo hemolítico presentan menos crisis vaso oclusivas dolorosas (CVOD), tienen baja frecuencia de necrosis de la cabeza de fémur y alta incidencia de úlceras maleolares, priapismo, hipertensión pulmonar (HTP) y accidente vascular encefálico (AVE) de carácter isquémico.

Palabras clave: anemia drepanocítica, análisis de componente principal, hemólisis, hipertensión pulmonar.

ÍNDICE ICTÉRICO

La ictericia consiste en la presencia de color amarillento tanto de la piel como de las mucosas, y se produce como consecuencia del depósito de bilirrubina, que es un pigmento de color amarillo-naranja procedente del catabolismo de la hemoglobina y de otras hemoproteínas.

La coloración del plasma depende del contenido de bilirrubina. Esta prueba está destinada a medir la intensidad del color amarillo del plasma en aquellos procesos que cursan con ictericia.

Rango saludable

4 a 7 unidades. Debe tenerse presente que el aumento de otros pigmentos podría proporcionar errores (hemoglobina, hematina, caroteno).

Aumento:

7 unidades. Mediante este método simple se puede detectar ictericias subclínicas, 10 unidades corresponden a 1mg de bilirrubina total, 20 unidades a 2mg y 100 unidades a 10mg.

Disminución:

Anemias como la ferropriva.

INDICE LIPÉMICO

Constante o índice lipémico. (Terroine). Relación del colesterol con los ácidos grasos en la sangre.

Una alta concentración de triglicéridos da lugar a una turbidez en el suero que puede inducir a interferencias positivas, es decir incrementos en las determinaciones fotométricas de algunas sustancias como albúmina, calcio y fosfato, entre otros. O bien interferencias negativas, provocando una disminución de las concentraciones de bilirrubina o de actividades enzimáticas como de la amilasa, la CK etc.

Rango saludable

500

INSULINA

La insulina es una hormona polipeptídica sintetizada por las células ß de los islotes de Langerhans en el páncreas, como proinsulina. La proinsulina es almacenada en los gránulos secretores, clivada en insulina y péptido C luego de la activación de los receptores de glucosa de la célula ß.

Junto con la insulina nativa, se secretan a la sangre cantidades equimolares de péptido C. Aproximadamente un 3% de la proinsulina almacenada en los gránulos es secretada sin cambios o en forma de productos de degradación de la proinsulina. Esta proporción puede ascender en el caso de desórdenes funcionales de la célula beta.

La secreción de insulina depende de la concentración de glucosa en sangre, de las hormonas gastrointestinales y pancreáticas (glucagón, secretina, pancreozimina, polipéptidos gastrointestinales), y de la influencia del sistema nervioso autónomo. Está sujeta a una significativa variación diurna y a fluctuaciones fisiológicas.

La insulina es secretada por el páncreas en respuesta a la elevación de azúcar en la sangre. Es deficiente en las personas con diabetes tipo 1, y presente en niveles suficientes en las personas con diabetes tipo 2.

La evolución natural de la diabetes tipo 2 hace que los niveles de insulina puedan caer desde niveles altos, a niveles bajos durante un curso de año. Así, los niveles de insulina en personas con diabetes tipo 1 y tipo 2 se superponen significativamente, y los niveles de insulina no son muy útiles para determinar el tipo 1 vs tipo 2.

Los niveles de insulina varían mucho de persona a persona dependiendo de la sensibilidad de los individuos a ella (o por el contrario, aumentan los niveles de resistencia.). También varían ampliamente de acuerdo a cuando se produjo la última comida.

La resistencia a la insulina es un factor de riesgo para la enfermedad coronaria, y la evaluación puede tener algún valor mediante el cálculo de HOMA-IR. Los niveles de insulina también son elevados en pacientes con cierta hipoglucemia, sin embargo, la interpretación de estos niveles es difícil. Los niveles de insulina, cuando se miden por sí mismo en un momento aleatorio, rara vez son útiles.

El análisis sanguíneo de insulina, denominado examen del péptido C de insulina, debe compararse con el de la glucemia para poder hacer un diagnóstico.

Rango saludable:

En ayunas < 10 mUI/ml

A la hora 50-90 mUI/ml

A las dos horas 6-50 mUI/ml

Niños: menor de 12 uUI/ml

En el caso de un insulinoma, el nivel de insulina en sangre es normal o poco elevado y la glucemia es baja.

Aumento:

Inyección de demasiada insulina

Insulinoma

Diabetes tipo 2

Obesidad

Hipoglucemia inducida por sulfonilureas

En la diabetes tipo II, la más frecuente, hay un valor normal o elevado de insulina en la sangre. Los niveles de insulina por encima de 10 en ayunas muestran resistencia a la insulina.

Disminución:

Diabetes tipo 1 o 2. La diabetes de tipo I se caracteriza por una glucemia elevada, es decir, un nivel bajo de insulina en la sangre.

Insulinoma

Hipoglucemia (<30 mg/dl),

Hiperinsulinemia (> 6 µUI/ml). El 33% de los insulinomas tienen una concentración de insulina sérica normal, pero elevada para el nivel de glucosa.

La determinación del péptido C junto con la de insulina es útil para diferenciar las hipoglucemias causadas por insulina exógena, de las causadas por insulinomas.

En ambas situaciones, la insulina estará alta, pero en el segundo caso el péptido C estará también aumentado.

Insulino-resistencia

La resistencia a la insulina (RI) se define como una reducida respuesta fisiológica de los tejidos a la acción de la insulina, particularmente a nivel del tejido muscular y adiposo, con una consecuente hiperinsulinemia compensatoria, que inicialmente mantiene los niveles plasmáticos de glucosa dentro de rangos normales.

La insulino-resistencia es encontrada en obesos y pacientes con diabetes tipo 2. La insulino-resistencia es un importante factor de riesgo para diabetes tipo 2 y enfermedades cardiovasculares. Hay marcada evidencia que soporta el hecho que los niveles de glucosa en ayunas y la prueba de tolerancia oral a la glucosa comienzan a ser patológicas cuando hay una apreciable destrucción de las células ß.

El síndrome de insulino resistencia está caracterizado por hiperinsulinemia, acantosis nigricans e hiperandrogenismo ovárico.

El clamp euglicémico es considerado el estándar de oro de los métodos de laboratorio para la confirmación diagnóstica de la RI, pero por tratarse de una técnica compleja e invasiva, no es apta para su aplicación a nivel poblacional.

Índice HOMA

Rango saludable:

Entre 0,5 y 3,0

Aumento:

Mayor de 2 indicaría insulinorresistencia.

El Modelo de Determinación de la Homeostasis (HOMA: homeostasis model assessment) ha sido sugerido como método para determinar la insulino-resistencia a partir de una glucosa e insulina en ayunas. El clamp de glucosa mide insulino-resistencia directamente mientras que el índice HOMA es un método indirecto que ha sido validado.

Es una alternativa no invasiva, rápida, de bajo costo, y confiable para estimar la RI, permitiendo su aplicación en estudios epidemiológicos a gran escala. Sin embargo, existen factores fisiológicos, genéticos y ambientales que pueden producir alta variabilidad de los valores de HOMA entre las poblaciones, por lo que, para determinar el riesgo asociado a esta condición, es necesario establecer los valores "normales" de HOMA-IR o validar aquellos previamente establecidos para diferentes poblaciones.

El modelo HOMA se diseñó originalmente como un caso especial de un modelo estructural más general (HOMA-CIGMA) que incluye la infusión continua de glucosa con el enfoque de evaluación del modelo (CIGMA). Ambas técnicas usan ecuaciones matemáticas para describir el funcionamiento de los principales órganos efectores que influyen en las interacciones glucosa / insulina.

$$\text{Indice HOMA*} = \frac{\text{insulina en ayunas (uUI/ml) x glucemia en ayunas (mg/dl)}}{18 \times 22,5}$$

LACTATO DESHIDROGENASA (LDH)

La lactato deshidrogenasa (LDH) es un enzima que interviene en reacciones metabólicas que conducen a la obtención de energía, y se encuentra en casi todas las células del organismo. No obstante, las células de corazón, hígado, músculo, riñones, pulmones y las de la sangre son las que presentan niveles más elevados de este enzima. Las bacterias también producen LDH. Hay 5 isoenzimas de LDH.

Cualquier cosa que daña las células, incluida la propia extracción de sangre, elevará cantidades en la sangre. Si la sangre no se procesa rápida y adecuadamente, pueden producir niveles altos. Si todos los valores excepto LDH están dentro de los rangos esperados, es probable que sea un error de procesamiento y no requiere de una evaluación adicional.

La LDH cataliza la conversión reversible de ácido láctico muscular en ácido pirúvico, un paso esencial en el proceso metabólico que finalmente produce la energía celular. Debido a que la LDH se encuentra presente en casi todos los tejidos del cuerpo, la utilidad de la prueba está limitada.

Las Isoenzimas LD1 y LD2 aparecen principalmente en el corazón, las células rojas de la sangre y los riñones. La LD3 está principalmente en los pulmones, mientras que laLD4 y LD5 se encuentran en el hígado, la piel y los músculos esqueléticos.

El análisis LDH se utiliza, por lo general, para detectar si existen lesiones en el tejido. Estas lesiones pueden ser graves (como en el caso de una lesión traumática) o crónicas (causadas por una afección prolongada, como una enfermedad hepática o ciertos tipos de anemia). También puede utilizarse para controlar las afecciones progresivas, como la distrofia muscular y el VIH.

Para ayudar a detectar alguna condición que genere daño o lesión tisular, como enfermedades hepáticas o enfermedades de la sangre, y para monitorizar su progresión; para establecer el estadio de ciertos cánceres, determinar su pronóstico y/o su respuesta al tratamiento; para evaluar fluidos corporales distintos a la sangre.

Rango saludable:

LDH total: 150-450 / ml (método de Wroblewski-LaDue), 60-120 U / ml (método de Wacker) ó 70-200 UI / L. Los resultados son diferentes de acuerdo con el método utilizado.

Recién nacido: 300-1500IU / L

Niños: 50-150 UI / L

Adultos:

LD1- 17,5% al 28,3% del total

LD2- 30,4% al 36,4% del total

LD3- 19,2% al 24,8% del total

LD4- 9.6% a 15.6% del total

LD5- 5,5% al 12,7% del total

Debido a que muchas enfermedades comunes aumentan los niveles totales de LDH (LD), la electroforesis de enzimas suele ser necesaria para el diagnóstico. En algunos trastornos, la LDH total puede estar dentro de los límites normales, pero las proporciones anormales de cada enzima indicar daño tisular órgano específico. Por ejemplo, en el IAM, la proporción de la isoenzima LD1 y LD2 es típicamente mayor que 1 en un plazo de 12 a 48 horas después de la aparición de los síntomas (conocida como LD volteada). Las fracciones zona media (LD2, LD3, LD4) pueden incrementarse en la leucemia granulocítica, linfomas y trastornos plaquetarios.

Tradicionalmente, la determinación de los niveles de LDH se había empleado para diagnosticar y monitorizar un infarto agudo de miocardio. Sin embargo, la medida de LDH con esta finalidad ha quedado totalmente desplazada por la troponina. La LDH no es específica de lesión cardíaca y no se recomienda en la evaluación de personas con un posible síndrome coronario agudo.

Aumento:

Aunque no es infalible, si esta isoenzima está elevada, es un fuerte indicador de un infarto. LaLDH se eleva en 24-48 horas y picos en 48-72 horas, después del episodio.

Los estupefacientes pueden elevar los niveles de LDH sérica.

La hemólisis de la sangre puede causar una LDH elevada porque la LDH es abundante en los eritrocitos.

Los resultados del estudio indican que los altos niveles de LDH puede definir un subgrupo de pacientes con anemia drepanocítica que tienen muchas más probabilidades de tener complicaciones graves como la hipertensión pulmonar, úlceras en las piernas, y priapismo, y tienen un mayor riesgo de mortalidad precoz. Curiosamente, estas correlaciones aparecen si los pacientes estaban tomando hidroxiurea, el tratamiento estándar para la enfermedad, y los valores de LDH no están asociados con episodios de crisis de dolor, el sello de la anemia de células falciformes.

Causas: trauma, cáncer, leucemia, hepatitis, choque, golpe de calor, enfermedad de células falciformes.

Diversas situaciones pueden alterar los niveles de LDH, sin que constituyan un motivo de preocupación. Por ejemplo:

El ejercicio físico extenuante puede causar elevaciones transitorias de LDH.

La hemólisis de la muestra de sangre extraída puede dar resultados falsamente aumentados; esta hemólisis puede darse por manejo inadecuado de la muestra, almacenamiento a temperaturas extremas o si la recogida de la muestra ha sido difícil.

Si el recuento de plaquetas se encuentra aumentado, los niveles séricos de LDH estarán falsamente elevados y no reflejarán la cantidad de LDH realmente presente en la circulación sanguínea.

Pruebas relacionadas:

La LDH es útil porque indica al médico que existe una lesión celular. De manera similar, pruebas como la proteína C reactiva indican que existe una inflamación en alguna parte del organismo.

LDL

El colesterol LDL es denominado incorrectamente el "colesterol malo" porque se considera que un exceso forma depósitos de colesterol en las arterias. Se recomienda un nivel de LDL de menos de 130, 100 es óptimo, y los valores superiores a 160 se consideran de alto riesgo y deben ser objeto de tratamiento.

Hay dos modos de estimar la cantidad de LDL. El más común es simplemente una estimación calculada a partir del colesterol total, HDL, triglicéridos y resultados. Esto puede decirse como "LDL Calculado". Un colesterol LDL medido directamente suele ser más preciso, pero más caro y puede requerir que el médico especifique el LDL directo.

Aumento:

Los niveles entre 79 y 189 mg/dL suelen considerarse demasiado altos si:

Padece de diabetes y tiene entre 40 y 75 años de edad

Padece de diabetes y tiene un riesgo alto de enfermedades cardíacas

Tiene un riesgo de medio a alto de padecer enfermedades cardíacas.

LH

La LH u hormona luteinizante es una hormona asociada a la reproducción, y a la estimulación de la ovulación en mujeres y en el hombre, la LH actúa sobre las células de Leydig del testículo y se encarga de la producción de testosterona.

En las mujeres, en el momento de la menstruación, la hormona estimulante del folículo (FSH) inicia el crecimiento folicular, que afecta específicamente a las células granulosas. Con el aumento de los estrógenos, los receptores de hormona luteinizante se expresan también en el folículo que madura, produciéndose un aumento de estradiol. Finalmente, en el momento de la maduración del folículo, el aumento de estrógenos (por vía hipotalámica) conduce a un efecto de "retroalimentación positiva", provocando una liberación de LH durante un período de 24 a 48 horas. Este "pico de LH" desencadena la ovulación, no sólo liberando el óvulo sino también iniciando la conversión de los folículos residuales en un cuerpo lúteo que, a su vez, produce progesterona con el fin de preparar al endometrio para una posible implantación. La LH es necesaria para mantener la función lútea durante las dos primeras semanas. En caso de embarazo, la función lútea se mantiene más por la acción de la gonadotropina coriónica humana (una hormona muy similar a la LH). La LH apoya a las células de la teca en el ovario, que proporcionan andrógenos y los precursores hormonales para la producción de estradiol.

Otras funciones:

Estimula la entrada de colesterol en las mitocondrias y su conversión en pregnenolona, primer precursor de las hormonas sexuales.

Interviene en el aumento de las concentraciones de enzimas de esteroidogénesis, en particular de andrógenos, al aumentar la expresión de sus genes.

Se analiza en diversas circunstancias:

En varones

Causa de esterilidad, atrofia testicular.

Trastornos hipofisarios o hipotalámicos

En mujeres

Evaluar alteraciones menstruales

Trastornos hipofisarios o hipotalámicos

Disfunción ovárica

Esterilidad

Evaluar los niveles de LH durante el ciclo menstrual, para conocer en qué momento la mujer es más fértil.

La LH puede ser detectada mediante un kit de predicción urinaria (OPK o LH-kit) que se realiza diariamente en el momento en el que cabe esperar la ovulación. La conversión de una lectura negativa a positiva sugiere que la ovulación está a punto de ocurrir dentro de las siguientes 24-48 horas, dando así dos días para mantener relaciones sexuales con intención de concebir.

En niños

En niños, la determinación de FSH y LH es útil para contribuir al diagnóstico de una pubertad precoz o tardía. Una alteración cronológica del desarrollo puberal puede estar indicando la existencia de un problema subyacente, que podría afectar al hipotálamo, la hipófisis, las gónadas (ovarios o testículos) o incluso algún otro sistema del organismo. La medida de FSH y LH permite diferenciar entre alteraciones más benignas y enfermedades importantes.

En personas con evidencia de una pobre función ovárica o testicular puede medirse la respuesta de la LH después de la administración de GnRH (hormona liberadora de gonadotrofinas); se puede así distinguir entre trastornos hipotalámicos e hipofisarios. El hipotálamo produce GnRH, que es una hormona que estimula a la hipófisis para que libere LH y FSH. En esta prueba, se toma una muestra basal antes de administrar GnRH. Posteriormente se obtienen muestras seriadas en el tiempo en las que se miden los niveles de LH. Si no se produce respuesta de la LH (no se detecta un incremento) es indicativo de la existencia de un trastorno hipofisario (secundario); en caso de que sí exista respuesta de la

LH el trastorno es hipotalámico (terciario). También es útil en la evaluación de pubertad tardía o precoz.

Rango saludable:

Los niveles normales de LH son bajos durante la infancia. En el hombre adulto, el nivel normal de LH está entre 7 y 24 mUI/ml.

Hombres de entre 20 y 70 años: 0,7 a 7,9 UI/L

Hombres mayores de 70 años: 3,1 a 34 UI/L

En las mujeres, durante los años reproductivos los niveles típicos son de 5-20 mUI/ml, mientras que después de la menopausia son más altos. También hay niveles altos durante el pico de LH que da lugar a la ovulación y que dura unas 48 horas. Las unidades se expresan en unidades internacionales por litro (UI/L):

Mujeres en la fase folicular del ciclo menstrual: 1,9 a 12,5 UI/L

Mujeres en el pico del ciclo menstrual: 8,7 a 76,3 UI/L

Mujeres en la fase luteínica del ciclo menstrual: 0,5 a 16,9 UI/L

Mujeres embarazadas: menos de 1.5 UI/L

Mujeres post-menopáusicas: 15,9 a 54,0 UI/L

Mujeres que utilizan anticonceptivos: 0,7 a 5,6 UI/L

Aumento:

En varones

Aumentos de LH indican un fallo testicular primario, que puede ser debido a defectos en el desarrollo testicular o a traumatismos testiculares, como se lista a continuación.

Alteraciones del desarrollo:

Agenesia gonadal (fallo en el desarrollo de los testículos)

Alteraciones cromosómicas como el síndrome de Klinefelter

Insuficiencias testiculares:

Infecciones víricas (paperas)

Traumatismos

Irradiación

Castración

Quimioterapia

Enfermedades autoinmunes

Tumor de células germinales

En mujeres:

Estos niveles elevados de LH pueden indicar trastornos como: menopausia prematura, síndrome de ovario poliquístico, síndrome de Klinefelter, síndrome de Swyer, síndrome de Turner, etc.

Disminución:

En varones:

Concentraciones bajas de LH son sugerentes de una insuficiencia testicular secundaria e indican alteraciones hipotalámicas o hipofisarias. Si desea más información, refiérase a trastornos hipofisarios.

En hombres, se observa una producción insuficiente de espermatozoides.

En ambos:

Trastornos que causan niveles bajos de LH son: síndrome de Kallmann, represión hipotalámica, hipopituitarismo, trastornos alimenticios, hiperprolactinemia, deficiencia de gonadotropina y terapias de supresión gonadal.

LEUCOCITOS

El recuento diferencial WBC muestra si los números de diferentes células están en la proporción adecuada entre sí. Las irregularidades en esta prueba pueden ser señal de una infección, inflamación, enfermedades autoinmunes, anemia u otros problemas de salud.

Se valoran para conocer el estado del sistema defensivo del organismo y aportan información sobre las infecciones, enfermedades autoinmunes o tumores. Se originan en las células madre de la médula ósea y no circulan libremente en sangre, sino que se adhieren a la pared de los vasos sanguíneos, llegando a atravesarla para alcanzar otros tejidos. Una vez dispersos liberan sustancias que atraen a otros leucocitos, hasta sumar un número lo suficientemente alto como para combatir al germen agresor.

Según Bloodbank.com, una gota de sangre puede contener de 7.000 a 25.000 células blancas de la sangre. Este número mostrará un aumento significativo durante una infección. El ciclo de vida de una célula blanca de la sangre es de corta duración, de sólo unos pocos días a unas pocas semanas. Los neutrófilos, uno de los cinco tipos de glóbulos blancos, es la primera línea de defensa en la lucha contra las infecciones: 100 mil millones de neutrófilos maduros se liberan en el cuerpo todos los días.

Hay cinco tipos de glóbulos blancos: basófilos, eosinófilos, linfocitos (células T y células B), monocitos y neutrófilos. Cada uno tiene una lectura porcentual que se considera normal. Una prueba diferencial mide el porcentaje de cada tipo de glóbulos blancos en la sangre. Un aumento o disminución en cualquiera de estos procesos, indica diferentes enfermedades que ocurren en el cuerpo.

Rango saludable

11,3 x1000/µl ó 4.300 a 10.800 por ml^3.

Aumento:

Leucocitosis. Indicativo de infección, heridas, leucemia, alergias, estrés o efectos secundarios de ciertos medicamentos.

Disminución:

Leucopenia. Hay riesgo de infección, además de ser indicativo de tumores, intoxicación, enfermedad autoinmune, hepatopatías o exposición a radiaciones o sustancias tóxicas.

LINFOCITOS (ver también Mononucleares)

Los linfocitos o linfos son los segundos leucocitos (glóbulos blancos) más numerosos -de un 17% a un 55% aprox.– y pueden ser B, T o NK. En las analíticas podemos saber cuántas células T tenemos, es el marcador CD3. Todos los linfocitos T tienen receptores CD3. Las células T también nacen en la médula ósea pero maduran en una glándula llamada timo (de ahí la denominación T).

Las células T se dividen en tres grupos:

Células T cooperantes (también llamadas células CD4): ayudan a otras células a destruir los microorganismos infecciosos.

Células T supresoras (también llamadas células CD8): bloquean la actividad de otros linfocitos, impidiéndoles que destruyan el tejido sano.

Células T asesinas (también llamadas linfocitos T citotóxicos o CTL, son otra clase de células CD8): reconocen y eliminan las células anormales o infectadas.

Lo que más interesa contabilizar cuándo se tiene infección por VIH son los CD4 y los CD8.

Células CD4

Las células CD4 son las responsables de indicar a otras células del sistema inmunológico que deben combatir una infección en el cuerpo. Además son el principal objetivo de ataque del VIH que con el tiempo, puede provocar una reducción en el número de estas células. El sistema inmunológico dejará de responder adecuadamente si la cantidad de células CD4 es demasiado baja. Conocer la cantidad de células CD4 nos indica si el sistema inmunológico está sano y cómo se comporta en la lucha contra el VIH. El recuento de células CD4 también nos ayuda a calcular cuándo empezar o reiniciar el tratamiento antirretroviral.

Las personas con VIH tienden a mostrar recuentos de CD4 inferiores al de las personas sanas. Sabemos que por debajo de 200 copias de CD4 nuestro sistema inmune pierde la capacidad de responder eficazmente ante la presencia de gérmenes en nuestro organismo. Aunque no hay unanimidad al respecto, un recuento óptimo de CD4 estaría por encima de las 500 o 800 células dependiendo de cada persona.

Aunque siempre se dice la cantidad de CD4 que se tienen en números absolutos, en algunas analíticas sólo vemos los porcentajes respecto al total de linfos. En realidad, el tanto por ciento parece ser el dato más útil, pues el número total de linfocitos puede fluctuar con cierta facilidad, por ejemplo, según la hora del día, o del estado físico o emocional que tengamos, podemos obtener cifras distintas. Una bajada de CD4 en números absolutos, no significa necesariamente que el porcentaje se haya alterado

Células CD8

Las células CD8 o células supresoras, juegan un papel muy importante en la lucha contra las infecciones como la del VIH. Normalmente, una persona sana tiene entre 150 y 1.000 células CD8 por milímetro cúbico de sangre. A diferencia de lo que ocurre con las células CD4, las personas con VIH tienen una tendencia a mostrar un recuento de células CD8 mayor que el promedio. No sabemos a ciencia cierta el motivo de esto y por ello, casi nunca se usa este resultado de los análisis para tomar decisiones con relación al tratamiento.

Rango saludable

4 x1000µl

Linfocitos porcentaje

Rango saludable

47

Linfocitosis Policlonal o Reactiva

Procesos inflamatorios o infecciosos

Aumento:

Infección bacteriana crónica, hepatitis infecciosa, mononucleosis infecciosa, mieloma múltiple, infección vírica (paperas, sarampión)

Disminución:

Quimioterapia, infección por VIH, leucemia, adioterapia o exposición a la radiación, sepsis, uso de esteroides.

Infecciones bacterianas:

toxoplasmosis

tuberculosis

brucelosis

Intoxicaciones con ciertas sustancias como plomo, benzoles, etc., alteraciones metabólicas como la acidosis diabética o urémica, y algunos tratamientos con vitamina B12.

Causas agudas:

shock séptico

fallo cardíaco agudo

cirugía

drogodependencia

transfusiones

Causas crónicas:

tabaquismo

extirpación del bazo

enfermedades autoinmunes e inflamación crónica como la enfermedad de Crohn, colitis ulcerosa y vasculitis.

La linfocitosis monoclonal refleja una enfermedad proliferativa donde el número de linfocitos aumenta a causa de un defecto linfoide. Se da por:

Tumores linfoides

Leucemia prolinfocítica

Tricoleucemia

Linfomas con expresión leucémica

Leucemia de linfocitos grandes granulares

Leucemia linfoblástica aguda (LLA) y leucemia linfocítica crónica (CLL). La leucemia es un tipo de cáncer de la sangre en el que la médula ósea se sustituye por las formas tempranas de células blancas de la sangre. La **LLA** es un tipo de leucemia en la que hay demasiados glóbulos blancos inmaduros, no completamente desarrollados, llamados blastos, que se producen en la médula ósea. Un tipo de blastos presente en la LLA son los linfoblastos, que son linfocitos inmaduros. El **LLC** es un tipo de leucemia caracterizado por la presencia de un exceso de linfocitos maduros. Es el tipo más frecuente de leucemia en el adulto, una enfermedad propia del anciano con cierto predominio del varón sobre la mujer. Los signos y síntomas más frecuentes son la presencia de inflamación de los ganglios linfáticos a nivel general, cansancio y pérdida de peso.

Recuento diferencial (porcentaje)

Aumento:

Infección bacteriana crónica.

Hepatitis infecciosa.

Mononucleosis infecciosa.

Leucemia linfocítica.

Mieloma múltiple.

Infección viral (como mononucleosis infecciosa, paperas, sarampión).

Disminución:

Quimioterapia.

Infección por VIH.

Leucemia.

Radioterapia o exposición a la radiación.

Sepsis.

Pruebas relacionadas:

Monocitos, mononucleares.

LIPOPROTEÍNA (A) o LP (A)

Es una lipoproteína formada por una molécula de LDL con otra proteína (apolipoproteína (a)) unida a ella. La Lp(a) es similar a la molécula del colesterol LDL, aunque no responde a las estrategias terapéuticas habituales para hacer disminuir el colesterol LDL como dieta, ejercicio, o fármacos para reducir los niveles de lípidos. Como los niveles de Lp(a) parecen estar determinados genéticamente y no se alteran fácilmente, la presencia de niveles elevados de Lp(a) puede utilizarse para identificar a individuos que se beneficiarían de un tratamiento más agresivo de otros factores de riesgo.

Aumento:

Las concentraciones se asocian con la enfermedad coronaria prematura (CHD). El mecanismo exacto no está claro, pero parece que hay un fuerte componente genético para los niveles elevados de Lp (a) que se correlaciona con la enfermedad coronaria. Las personas con diabetes y un alto nivel de Lp (a) parecen estar en mayor riesgo de enfermedad coronaria asintomática.

LUTROPINA (LH)

LH es una hormona que se produce en la glándula pituitaria. Es las mujeres, la LH es una parte importante del ciclo menstrual. El aumento de estrógenos le dice a la glándula pituitaria que deje de producir FSH y comience a producir más LH. El cambio a LH hace que el óvulo se libere del ovario, un proceso llamado ovulación. En el folículo vacío, las células proliferan, convirtiéndolo en cuerpo lúteo. Esta estructura libera progesterona, una hormona necesaria para mantener el embarazo. Si no ocurre el embarazo, los niveles de progesterona disminuyen y el ciclo comienza de nuevo.

En los varones la glándula pituitaria también produce LH. La hormona se une a receptores en ciertas células en sus testículos llamadas células de Leydig, lo que lleva a la producción de testosterona, una hormona que es necesaria para producir células de esperma.

Rango saludable

Hombres

Prepuberal: 0.3-6.0 mUI / ml

Adulto: 1.8-12.0 mUI / L

Hembras

Prepuberal: 0-4.0 mUI / mL

Pubertad: 0.3-31.0 mUI / ml

Premenopáusico

Folicular: 1-18 mUI / dL

Mitad del ciclo: 20-105 mUI / ml

Luteal: 0.4-20.0 mUI / ml

Postmenopáusica: 15.0-62.0 mUI / ml

Aumento:

Para mujeres

Si eres mujer, los niveles elevados de LH y FSH pueden indicar un problema con los ovarios. Esto se conoce como falla ovárica primaria. Algunas las causas del fallo ovárico pueden incluir:

Ovarios que no están desarrollados adecuadamente

Anomalías genéticas, como Síndrome de Turner

Exposición a la radiación

Historial de tomar medicamentos de quimioterapia

Trastornos autoinmunes

Tumor de ovarios

Enfermedad tiroidea o adrenal

Síndrome de ovario poliquístico.

Para varones

Anomalías cromosómicas, como el Síndrome de Klinefelter

Falta de desarrollo gonadal

Historial de infecciones virales, como las paperas

Trauma

Exposicion a la radiación

Historial de tomar medicamentos de quimioterapia

Trastornos autoinmunes

Tumor de células germinales

La falla testicular secundaria también puede deberse a una causa relacionada con el cerebro, como un trastorno en el hipotálamo. Además, si se administró la inyección de GnRH y los niveles de LH disminuyeron o permanecieron igual, a menudo se culpa de una enfermedad de la hipófisis.

Disminución:

Varones

Bajos niveles de LH en hombres adultos pueden llevar a niveles bajos de testosterona, que pueden causar síntomas tales como:

Disfunción sexual

Falta de interés sexual

Fatiga

Mujeres

Los niveles bajos de LH y FSH pueden indicar insuficiencia ovárica secundaria. Esto significa que otra parte del cuerpo causa insuficiencia ovárica. En muchos casos, esto es el resultado de problemas con la glándula pituitaria.

Niños

Para los niños, los altos niveles de LH pueden causar la pubertad temprana. Esto se conoce como pubertad precoz. Las niñas son más propensas a experimentar esta condición que los niños. Las causas subyacentes de esto pueden incluir:

Un tumor en el sistema nervioso central

Lesión cerebral

Inflamación o infección en el sistema nervioso central, como meningitis o encefalitis.

Historia de cirugía cerebral

Historia de irradiación al cerebro

La pubertad retrasada con niveles de LH normales o inferiores puede indicar trastornos subyacentes, que incluyen:

Fallo ovárico o testicular

Deficiencia de hormona

Síndrome de Turner

Síndrome de Klinefelter

Infección crónica

Cáncer

Desorden alimenticio

En ambos

Los medicamentos que pueden cambiar los niveles de LH incluyen:

Anticonvulsivos

Clomifeno

Digoxina

Tratamientos hormonales

MARCADORES TUMORALES

Se trata de sustancias que se encuentran en los tejidos, la sangre u otros líquidos del cuerpo y que a veces son un signo de cáncer o de ciertas afecciones benignas (no cancerosas).

Las células normales y las células cancerosas elaboran la mayoría de los marcadores tumorales, pero las células cancerosas los elaboran en cantidades más grandes.

Es posible que un marcador tumoral ayude a diagnosticar un cáncer, planificar el tratamiento, o determinar si el tratamiento es eficaz o si el cáncer volvió.

Activador del plasminógeno urocinasa (**uPA**) e inhibidor del activador del plasminógeno (**PAI-1**).

Tipo de cáncer: Cáncer de seno

Tejido analizado: Tumor

Para determinar la malignidad del cáncer y guiar el tratamiento

Alfa-fetoproteína (AFP)

Tipos de cáncer: Cáncer de hígado y tumores de células germinativas.

Tejido analizado: Sangre

Para ayudar a diagnosticar cáncer de hígado y vigilar la reacción al tratamiento; para evaluar el estadio, el pronóstico y la reacción al tratamiento de tumores de células germinativas.

Análisis de mutación del gen EGFR

Tipo de cáncer: Cáncer de pulmón de células no pequeñas.

Tejido analizado: Tumor

Para ayudar a determinar el tratamiento y el pronóstico

Análisis de mutación del gen KRAS

Tipos de cáncer: Cáncer colorrectal y cáncer de pulmón de células no pequeñas

Tejido analizado: Tumor

Para determinar si el tratamiento con un tipo específico de terapia dirigida es apropiado.

Antígeno carcinoembrionario (CEA)

Tipos de cáncer: Cáncer colorrectal y algunos otros cánceres

Tejido analizado: Sangre

Para vigilar si los tratamientos del cáncer funcionan bien o revisar si el cáncer ha regresado.

Antígeno prostático específico (PSA)

Tipo de cáncer: Cáncer de próstata

Tejido analizado: Sangre

Para ayudar en el diagnóstico, evaluar la reacción al tratamiento y buscar la recurrencia (recidiva).

C-kit/CD117

Tipos de cáncer: Tumor de estroma gastroduodenal y melanoma mucoso.

Tejido analizado: Tumor

Para ayudar en el diagnóstico y determinación de tratamiento.

CA15-3/CA27.29

Tipo de cáncer: Cáncer de seno

Tejido analizado: Sangre

Para evaluar si el tratamiento está funcionando o si la enfermedad ha regresado.

CA19-9

Tipos de cáncer: Cáncer de páncreas, cáncer de vesícula biliar, cáncer de conducto biliar y cáncer gástrico.

Tejido analizado: Sangre

Para evaluar si el tratamiento está funcionando.

CA-125

Tipo de cáncer: Cáncer de ovarios

Tejido analizado: Sangre

Para ayudar en el diagnóstico, en la evaluación de la reacción al tratamiento y en la evaluación de la recidiva.

Calcitonina

Tipo de cáncer: Cáncer medular de tiroides

Tejido analizado: Sangre

Para ayudar en el diagnóstico, para revisar si el tratamiento está funcionando y evaluar la recidiva.

CD20

Tipo de cáncer: Linfoma no Hodgkin

Tejido analizado: Sangre

Para determinar si el tratamiento con una terapia dirigida es el adecuado.

Células tumorales circulantes de origen epitelial

Tipos de cáncer: Cánceres metastásicos de seno, de próstata y colorrectal.

Tejido analizado: Sangre

Para dar forma a la toma de decisiones médicas y para evaluar el pronóstico

Cromogranina (CgA)

Tipo de cáncer: Tumores neuroendocrinos
Tejido analizado: Sangre
Para ayudar en el diagnóstico, en la evaluación de la reacción al tratamiento y en la evaluación de la recidiva.

Cromosomas 3, 7, 17 y 9p21

Tipo de cáncer: Cáncer de vejiga
Tejido analizado: Orina
Cómo se usó: Para ayudar en la vigilancia de recurrencia (recidiva) de tumores.

Enolasa neuronal específica (NSE)

Tipos de cáncer: Cáncer de pulmón de células pequeñas y neuroblastoma.
Tejido analizado: Sangre
Para ayudar en el diagnóstico y evaluar la respuesta al tratamiento.

Fibrina y fibrinógeno

Tipo de cáncer: Cáncer de vejiga
Tejido analizado: Orina
Para vigilar el avance y la reacción al tratamiento

Fragmentos de citoqueratina 21-1

Tipo de cáncer: Cáncer de pulmón
Tejido analizado: Sangre
Para ayudar en la vigilancia de recurrencia (recidiva).

Fusión de genes BCR-ABL (Cromosoma Filadelpia)

Tipo de cáncer: leucemia mieloide crónica, leucemia linfoblástica
aguda y leucemia mielógena aguda
Tejido analizado: Sangre y/o médula ósea
Para confirmar el diagnóstico, predecir la respuesta a terapia
dirigida y vigilar el estado de la enfermedad.

Gen *ALK* rearreglos y sobreexpresión

Tipos de cáncer: Cáncer de pulmón de células no pequeñas y
linfoma anaplásico de células grandes.
Tejido analizado: Tumor
Para ayudar a determinar el tratamiento y el pronóstico

Gonadotropina humana β (Beta-hCG)

Tipos de cáncer: Coriocarcinoma y tumores de células germinativas
Tejido analizado: Orina o sangre
Para evaluar el estadio, el pronóstico y la reacción al tratamiento.

HE4

Tipo de cáncer: Cáncer de ovario
Tejido analizado: Sangre
Para planificar el tratamiento del cáncer, evaluar el avance de la enfermedad y vigilar la recurrencia (recidiva)

HER2/neu amplificación del gen o sobreexpresión de proteína

Tipos de cáncer: Cáncer de seno, cáncer de estçomago y adenocarcinoma de unión esofagogástrica.
Tejido analizado: Tumor
Para determinar si es apropiado el tratamiento con ciertas terapias dirigidas.

Inmunoglobulinas

Tipos de cáncer: Mieloma múltiple y macrpglobulinemia de Waldenstrom.
Tejido analizado: Sangre y orina
Para ayudar a diagnosticar la enfermedad, evaluar la reacción al tratamiento y buscar si ha habido recurrencia (recidiva).

Lactato deshidrogenasa

Tipo de cáncer: Tumores de células germinativas
Tejido analizado: Sangre
Para evaluar el estadio, el pronóstico y la reacción al tratamiento

Ligando 1 de muerte programada (PD-L1)

Tipo de cáncer: Cáncer de pulmón de células no pequeñas
Tejido analizado: Tumor

Para determinar si es apropiado el tratamiento con un tipo particular de terapia dirigida

Microglobulina ß-2 (B2M)

Tipos de cáncer: Mieloma múltiple, leucemia linfocítica crónica y algunos linfomas.
Tejido analizado: Sangre, orina o líquido cefalorraquídeo.
Para determinar el pronóstico y vigilar la reacción al tratamiento

Mutaciones de BRAF (V600)

Tipos de cáncer: Melanoma cutáneo y cáncer colorrectal
Tejido analizado: Tumor
Para seleccionar a pacientes más probables de beneficiarse con el tratamiento de ciertas terapias dirigidas.

Mutaciones de los genes BDCA1 y BRCA2

Tipo de cáncer: Cáncer de ovario
Tejido analizado: Sangre
Para determinar si es apropiado el tratamiento con un tipo particular de terapia dirigida.

Proteína de matriz nuclear 22 (NMP22)

Tipo de cáncer: Cáncer de vejiga
Tejido analizado: Orina
Para vigilar la reacción al tratamiento

Receptor de estrógeno (ER) y receptor de progesterona (PR)

Tipo de cáncer: Cáncer de seno
Tejido analizado: Tumor

Para determinar si el tratamiento con terapia hormonal y algunas terapias dirigidas es apropiado.

Sello de 5 proteínas (Oval®)

Tipo de cáncer: Cáncer de ovarios
Tejido analizado: Sangre
Para evaluar la masa pélvica antes de operación para lo que se sospecha ser cáncer de ovario.

Sello de 21 genes (Oncotype DX®)

Tipo de cáncer: Cáncer de seno
Tejido analizado: Tumor
Para evaluar el riesgo de recurrencia (recidiva)

Sello de 70 genes

Tipo de cáncer: Cáncer de seno
Tejido analizado: Tumor
Para evaluar el riesgo de recurrencia (recidiva)

Tiroglobulina

Tipo de cáncer: Cáncer de tiroides
Tejido analizado: Sangre
Para evaluar la reacción al tratamiento y buscar la recurrencia (recidiva).

METAMIELOCITOS

Un metamielocito es un tipo de célula presente en la sangre derivada de los mielocitos. Este tipo de célula pasa a través de un proceso conocido como granulopoyesis, que transforma un mielocito en un metamielocito. La granulocitopoyesis es el desarrollo de los granulocitos, que son células que contienen gránulos en el citoplasma.

El cuerpo solicita a la sangre metamielocitos. En algunas ocasiones, el organismo puede solicitar un alto número de los mismos. Los metamielocitos se cuentan en los análisis de sangre el fin de decirnos cuántas células de este tipo tenemos, ya que esto puede ser un indicador de una infección o enfermedad. La cantidad de metamielocitos depende de su producción en la médula ósea, tras lo cual, entran en el torrente sanguíneo.

Llega a medir entre 10 a 18 µm aproximadamente.

Rango saludable: ≤10-500, 16,2 %

Aumento:

Hay varias razones por las que podría existir un número de metamielocitos más alto de lo normal generándose en la médula ósea e introduciéndose en la sangre. Por ejemplo, si necesitas una regeneración de nuevas células en la médula ósea para reemplazar a algunas células que acabas de donar o si tu cuerpo siente que hay una deficiencia reciente en la producción por la médula ósea puede existir una cantidad más elevada de lo normal de metamielocitos en tu sangre.

Existe la posibilidad de que esta producción excesiva anormal se deba a una infección, enfermedad o incluso al cáncer. Para la mayoría de los médicos se trata de un fenómeno inofensivo en un momento puntual de tiempo y sólo hay necesidad de preocuparse si el nivel de metamielocitos es alto cada vez que se comprueba y si hay problemas de salud que pudieran estar relacionados.

Se suele encontrar en Leucemias y anemias.

MIELOCITO

Un mielocito es un leucocito inmaduro. Estas células, normalmente se encuentran en la médula ósea pero no en la sangre circulante (excepto cuando están presentes algunas enfermedades). Por este motivo, se incluye su recuento en los análisis de sangre, ya que su presencia puede ser un indicador de enfermedades como la leucemia.

Cada vez que los mielocitos se observan en frotis de sangre periférica, tenemos que determinar si se trata de neutrófilos, eosinófilos o basófilos mielocitos. Se pueden ver en ciertas leucemias.

Se puede realizar un recuento de Schilling para poder así determinar una desviación de los parámetros normales. El recuento de Schilling consiste en contabilizar y relacionar la cantidad de formas no desarrolladas y de formas maduras de los neutrófilos presentes en la sangre periférica.

Rango saludable:

13,1 %

MIOGLOBINA

La **mioglobina** es una hemoproteína muscular, estructuralmente y funcionalmente muy parecida a la hemoglobina. Es una proteína relativamente pequeña constituida por una cadena polipeptídica de

153 residuos aminoácidos y por un grupo hemo que contiene un átomo de hierro. La función de la mioglobina es almacenar oxígeno. Menos comúnmente se la ha denominado también miohemoglobina o hemoglobina muscular.

Las mayores concentraciones de mioglobina se encuentran en el músculo esquelético y en el músculo cardíaco, donde se requieren grandes cantidades de O_2 para satisfacer la demanda energética de las contracciones.

Se trata de una proteína que está presente en el corazón y los músculos esqueléticos. Cuando se hace ejercicio, los músculos utilizan el oxígeno disponible. La mioglobina tiene oxígeno adherido, el cual proporciona oxígeno extra para que los músculos puedan mantener un alto nivel de actividad por un período de tiempo prolongado.

Cuando un músculo se daña, la mioglobina de las células musculares se libera en el torrente sanguíneo y los riñones ayudan a retirar la mioglobina de la sangre hacia la orina. Cuando el nivel de mioglobina es muy alto, puede dañar los riñones. Esta es una prueba utilizada para medir la cantidad de esta enzima, pero no se considera una de las enzimas cardíacas. Sin embargo, la mioglobina se utiliza a menudo para ayudar a confirmar los resultados de las enzimas cardíacas y para ayudar a confirmar el daño al miocardio. Sin embargo, debido a que la mioglobina no indica el sitio de la lesión, esta prueba se utiliza sólo para confirmar otras pruebas como la CPK, CPK-MB, y otras. Los resultados del ensayo también deben ser correlacionados con signos y síntomas del paciente.

No se debe recoger la muestra de sangre de un paciente que recientemente tuvo un ataque o sufrido angina de pecho, pues pueden aumentar los niveles de mioglobina. La realización de esta prueba inmediatamente después de un infarto de miocardio produce resultados engañosos, ya que los niveles de mioglobina no alcanzan su punto máximo durante 4 a 8 horas. Una gammagrafía radiactiva realiza dentro de una semana antes de la prueba, puede afectar los resultados.

El examen se ordena cuando se sospecha que hay daño muscular, como puede ser daño en el músculo cardíaco o esquelético.

Rango saludable:

30 a 90 ng/ml

Aumento:

Ataque cardíaco

Hipertermia maligna (muy rara)

Distrofia muscular

Descomposición del tejido muscular que lleva a la liberación del contenido en la fibra del músculo hacia la sangre (rabdomiólisis)

Inflamación del músculo esquelético (miositis)

Isquemia del músculo esquelético (deficiencia de oxígeno)

Traumatismo al músculo esquelético

La mioglobina puede aumentar por una inyección intramuscular o por un ejercicio físico extenuante. Los riñones son los encargados de eliminar la mioglobina de la sangre, por lo que la concentración de mioglobina en sangre puede también aumentar en personas con insuficiencia renal.

El consumo excesivo de alcohol y ciertos fármacos pueden ocasionar lesión muscular y aumentar así los valores de mioglobina en sangre.

Si existiera mioglobina en orina, al realizar un uroanálisis con la tira reactiva de orina, aparecería un resultado positivo para la hemoglobina. En este caso, el resultado debe confirmarse siempre con una prueba más específica de medida de mioglobina.

Los niveles de mioglobina también se incrementan con la lesión del músculo esquelético, polimiositis, dermatomiositis, lupus eritematoso sistémico, shock e insuficiencia renal grave.

Si los niveles de mioglobina no han aumentado una vez han transcurrido 12 horas después de la aparición del dolor torácico, es muy poco probable que se haya producido un infarto agudo de miocardio.

Disminución:

Artritis reumatoide

Miastenia grave

Anticuerpos contra la mioglobina en su sangre

MONOCITOS

Eliminan los tejidos y células dañados, destruyen las células cancerosas y los agentes infecciosos, transformándose posteriormente en los *macrófagos*, células que digieren (fagocitan) a gérmenes de gran tamaño. Se concentran especialmente en los pulmones, el bazo, hígado y tienen gran supervivencia.

Rango saludable

100 y 800/µL en los adultos, y entre 400 y 3.100/µL en los recién nacidos.

Aumento:

Se denomina monocitosis y sucede cuando el sistema inmunológico está siendo atacado por diferentes bacterias y alergias.

Un aumento puede indicar cáncer, infecciones o trastornos inmunológicos.

Mononucleosis, enfermedades crónicas.

Disminución:

Enfermedades crónicas que pueden estar dañando el sistema inmune, y el desarrollo de la médula ósea. A esto se le llama aplasia medular. Se utiliza vitamina B12 y folatos.

Cuando los valores disminuyen, se debe muchas veces por enfermedades como: sida, leucemia, lupus, artritis reumatoide.

Monocitos porcentaje

2% a 8%

Aumento:

Enfermedad inflamatoria crónica

Leucemia

Infección parasitaria

Tuberculosis o TB

Infección viral (por ejemplo, mononucleosis infecciosa, paperas, sarampión)

MONONUCLEARES

Linfocitos: Se forman en el timo y los ganglios linfáticos, constituyendo el 15 y 30%. Su misión es proteger de las infecciones víricas, bacterianas y micóticas.

Los linfocitos y los macrófagos activados producen las citoquinas (interleucinas), los agentes responsables de la comunicación inter celular, inducen la activación de receptores específicos de membrana, funciones de proliferación y diferenciación celular, quimiotaxis, crecimiento y modulación de la secreción de inmunoglobulinas.

Aumento:

Se denomina linfocitosis y suele ocasionarse en las leucemias, enfermedades víricas y tos ferina.

Disminución:

O linfopenia, suele deberse a inmunodeficiencia, radioterapia o quimioterapia.

Linfocitos T: A través del sistema linfático actúan contra las infecciones víricas y las células cancerosas. Las *células T asesinas* actúan contra cualquier alérgeno que genere antígenos, produciendo las citoquinas que regulan a los monocitos.

Las *células T colaboradoras* colaboran contra los procesos infecciosos.

Las *células T supresoras* evitan que se destruyan los tejidos sanos.

Linfocitos B: Producen anticuerpos, especialmente inmunoglobulinas. Las del tipo *G* son las más frecuentes y actúan contra los antígenos, aunque la *M* lo hace en primera instancia. Las del tipo *A* se activan cuando la invasión bacteriana entra por la nariz, los ojos o los intestinos, la *E* puede producir reacciones alérgicas inmediatas y la de tipo *D* es muy poco activa.

NEUTRÓFILOS

Tipo de célula blanca que se caracteriza histológicamente por su capacidad de ser manchada por neutros colorantes y funcionalmente por su papel en la mediación de la respuesta inmune contra los microorganismos infecciosos.

Los neutrófilos, junto con los eosinófilos y basófilos, constituyen un grupo de glóbulos blancos conocidos como granulocitos. Los gránulos de los neutrófilos normalmente se tiñen de color rosa o púrpura-azul después del tratamiento con un tinte.

Alrededor del 50 al 80 por ciento de todas las células blancas sanguíneas que hay en el cuerpo humano, son neutrófilos.

Los neutrófilos son bastante uniformes en tamaño con un diámetro entre 12 y 15 micrómetros. El núcleo consiste en dos a cinco lóbulos unidos por filamentos similares a pelos y se mueven con movimiento ameboide, seguido por la contracción de los filamentos basados en el citoplasma, que atrae el núcleo y parte trasera de la célula hacia adelante. De esta manera, los neutrófilos avanzan rápidamente a lo largo de una superficie.

La médula ósea de un adulto normal produce alrededor de 100 mil millones de neutrófilos diarios. Se tarda aproximadamente una semana para formar los neutrófilos maduros de una célula precursora en la médula ósea; sin embargo, una vez en la sangre, las células maduras viven sólo unas horas o tal vez un poco más de tiempo después de migrar a los tejidos, aunque afortunadamente la médula ósea contiene un gran número de ellos en reserva para ser movilizados en respuesta a la inflamación o infección.

Rango saludable:

7,4 x1000/µl

Aumento:

Un anormalmente alto número de neutrófilos circulantes en la sangre se llama neutrofilia. Esta condición se asocia típicamente con la inflamación aguda, aunque puede resultar en leucemia mielógena crónica, un cáncer de los tejidos que forman la sangre.

Disminución:

Un número anormalmente bajo de neutrófilos se llama neutropenia y puede ser causada por diversos trastornos hereditarios que afectan el sistema inmune, así como por un número de enfermedades adquiridas, incluyendo ciertos trastornos que surgen de la exposición a productos químicos nocivos.

La neutropenia aumenta significativamente el riesgo de infección bacteriana en peligro la vida.

Neutrófilos porcentaje

Rango saludable:

40% a 60%

Aumento:

Infección aguda

Estrés agudo

Eclampsia

Gota

Leucemia mielógena

Artritis reumatoidea

Fiebre reumática

Tiroiditis

Traumatismo

Disminución:

Anemia aplásica

Quimioterapia

Gripe

radioterapia o exposición a la radiación

Infección viral

Infección bacteriana grave y generalizada

OSMOLALIDAD/OSMOLARIDAD

Este examen ayuda a evaluar el equilibrio hídrico del cuerpo. El médico especialista puede pedir este examen si hay signos de hiponatremia, pérdida de agua o intoxicación por sustancias dañinas como etanol, metanol, etilenglicol. También se puede hacer si hay problemas para producir orina.

En ocasiones, la osmolaridad y osmolalidad son términos se han confundido un poco debido a su parecido. De hecho, es muy común que en los hospitales incluso los mejores médicos puedan equivocarse al momento de nombrar o pronunciarlas.

Sin embargo, estos valores guardan cierta relación entre ellos. Por lo tanto, también son valores utilizados constantemente en laboratorios, hospitales, entre otros.

Es medida en laboratorio se expresa como mOsmol/kg.

Rango saludable:

Entre 280 y 303 miliosmoles por kilogramo.

Aumento:

En las personas sanas, cuando la osmolalidad en la sangre se vuelve alta, el cuerpo libera la hormona antidiurética (HAD). Esta hormona hace que el riñón reabsorba agua, lo cual ocasiona orina más concentrada. El agua reabsorbida diluye la sangre, permitiendo que la osmolalidad sanguínea regrese de nuevo al nivel normal.

Deshidratación

Diabetes insípida

Intoxicación con etilenglicol

Hiperglucemia

Hipernatremia

Intoxicación con metanol

Necrosis tubular renal

Accidente cerebrovascular o traumatismo craneal que ocasiona secreción deficiente de HAD

Uremia

Disminución:

Sobrehidratación.

La osmolalidad sanguínea baja inhibe la HAD, reduciendo la cantidad de agua que el riñón reabsorbe. La persona elimina la orina diluida para deshacerse del exceso de agua y se incrementa la osmolalidad sanguínea.

Ingesta excesiva de líquidos

Hiponatremia

Sobrehidratación

Síndromes paraneoplásicos asociados con el cáncer de colon

Síndrome de secreción inadecuada de HAD.

Osmolaridad

La osmolaridad no es otra cosa que la estimación de la concentración osmolar del plasma, dando como resultado una proporción al número de partículas por litro de solución. La forma de expresarlo es mmol/L.

No obstante, la omsolaridad no es confiable en diversas afecciones como la pseudohiponatremia.

La diferencia entre la osmolaridad calculada y la osmolalidad medida se denomina como "brecha osmolar" o brecha osmótica.

PDW (anchura de distribución de las plaquetas)

La PDW indica el grado de uniformidad en el tamaño de las plaquetas. Estos datos pueden proporcionar información adicional al médico acerca de la causa de un número aumentado o disminuido de plaquetas. Cuanto más joven son las plaquetas, más pronto se habrán liberado desde la médula ósea y mayor suele ser su tamaño. Las plaquetas pequeñas suelen ser más viejas y ya llevan unos días en la circulación.

A menudo unos resultados alterados se completan con otros estudios adicionales. En algunas situaciones las plaquetas pueden agruparse de manera que parece que existan menos y que sean de mayor tamaño. Por este motivo, puede estar indicado realizar una extensión de sangre para examinarlas y ver si las plaquetas son realmente gigantes o si se han agrupado.

Rango saludable:

10-18 %

Si la PDW es normal las plaquetas son homogéneas en cuanto a tamaño.

Aumento:

El tamaño de las plaquetas es muy variable, indicio de que puede existir un trastorno plaquetar. Se habla de "plaquetas gigantes" para describir plaquetas aumentadas de tamaño, por ejemplo, del mismo tamaño que un hematíe. Estas plaquetas pueden verse en algunos trastornos como en la púrpura trombocitopénica inmune o en el síndrome de Bernard-Soulier. Si se observan agrupaciones de plaquetas, está indicado repetir la prueba empleando un tipo de tubo con un anticoagulante distinto al utilizado previamente y que obvie o minimice los fenómenos de agrupación plaquetar.

Pruebas relacionadas: VPM, Proteína C reactiva, VSG o anticuerpos específicos frente a plaquetas, tiempo de protrombina, TTP, fibrinógeno, vitamina B12 y folato.

PÉPTIDO C

Este es un fragmento escindido del precursor de la insulina (pro-insulina) cuando la insulina se segrega. Por eso los niveles del péptido C por lo general se correlacionan con los niveles de insulina, salvo cuando la gente recibe inyecciones de insulina.

Cuando un paciente es hipoglucémico, esta prueba puede ser útil para determinar si los niveles altos de insulina son debido a la liberación excesiva de insulina del páncreas, o a una inyección de insulina.

Puede ayudar a los médicos a notar la diferencia entre la diabetes tipo 1 y la tipo 2. En la diabetes tipo 1, el páncreas no produce insulina o péptido C (o produce muy poco de ambos). En la diabetes tipo 2, los niveles del péptido C suelen ser normales o elevados, ya que el páncreas se esfuerza por superar la resistencia a la insulina (cuando el tejido se vuelve menos sensible a los efectos de la insulina) produciendo más insulina.

La medida de péptido C puede emplearse para establecer el diagnóstico de un insulinoma, tumores de las células beta del páncreas que pueden producir cantidades importantes de insulina y péptido C de forma descontrolada, llevando a episodios agudos de hipoglicemias. La prueba del péptido C puede solicitarse periódicamente para monitorizar la eficacia del tratamiento de un insulinoma y para detectar recurrencias del mismo.

A veces puede utilizarse el péptido C en la evaluación de personas diagnosticadas de síndrome metabólico, caracterizado por la presencia de un conjunto de factores de riesgo que incluyen obesidad abdominal, aumento de los niveles de glucosa en sangre y/o resistencia a la insulina, dislipemia (hiperlipidemis) e hipertensión.

Más raramente, en casos de extirpación del páncreas o en trasplantes de células de islotes pancreáticos (dirigidos a restaurar la capacidad de producción de insulina), la medida de péptido C puede es útil para verificar la eficacia del tratamiento.

Rango saludable:

De 0.5 a 2.0 ng/mL (nanogramos por mililitro).

Aumento:

Niveles elevados de péptido C normalmente indican una producción elevada de insulina endógena. Esto puede acontecer en respuesta a niveles de glucosa elevados en sangre por una ingesta de glucosa y/o por una resistencia a la insulina.

También se observan niveles altos de péptido C en insulinomas y a veces en hipopotasemias (disminución de la concentración de potasio en sangre), en el síndrome de Cushing y en la insuficiencia renal.

Disminución:

Un bajo nivel (o la ausencia de péptido C de insulina) indica que el páncreas no está produciendo o está produciendo poca insulina.

PERFIL HEPÁTICO

Se conoce por perfil hepático a la determinación simultánea de una serie de pruebas útiles para detectar, evaluar y monitorizar daño o enfermedad hepática. El hígado metaboliza fármacos y sustancias potencialmente tóxicas para el organismo, produce factores de coagulación, enzimas, ayuda a mantener el equilibrio hormonal, y actúa de almacén y depósito de vitaminas y metales. También produce la bilis, el fluido necesario para la digestión de las grasas y que se transporta por los conductos biliares directamente hacia el intestino delgado o bien queda almacenado en la vesícula biliar para un uso posterior.

El hígado produce colesterol creando dos tipos de lipoproteínas: las lipoproteínas de alta densidad o HDL y las lipoproteínas de baja densidad o LDL. La función principal del HDL es transportar las LDL al hígado para su eliminación, aunque las HDL sólo constituyen aproximadamente el 20 por ciento del colesterol en el cuerpo y el 80 por ciento restante es LDL.

Son muchos los trastornos y enfermedades que pueden causar un daño hepático agudo o crónico. Sustancias como alcohol, fármacos y toxinas, pueden suponer una agresión para el hígado.

En un perfil hepático se determinan enzimas, proteínas y sustancias producidas o excretadas por el hígado, y que por lo tanto se afectarán si existe daño hepático. Algunas de estas sustancias medidas se liberan a consecuencia de la lesión de las células hepáticas, mientras que otras reflejan una disminución. Si se miden simultáneamente, el médico tendrá una instantánea del estado de salud del hígado, así como un indicador de la severidad de la afectación en caso de que exista. Por otra parte, el perfil hepático es útil para monitorizar el estado del hígado a lo largo del tiempo y para considerar si es necesaria la realización de otras pruebas adicionales.

Entre las pruebas se incluyen:

ALT - enzima localizada principalmente en el hígado; lo mejor para detectar la presencia de hepatitis.

Rango saludable:

Hombres: De 10 a 40 U/L (de 0.17 a 0.67 µkat/L)

Mujeres: De 7 a 35 U/L (de 0.07 a 0.32 µkat/L)

AST - enzima localizada en el hígado, pero también en otros tejidos, especialmente músculo y corazón.

Rango saludable:

10 a 34 U/L (de 0.17 a 0.57 µkat/L).

Bilirrubina -Esta sustancia proviene de la degradación de la hemoglobina de los glóbulos rojos, que tiene lugar en el bazo. Es medida en sus diferentes formas y útil en casos de ictericia.

La bilirrubina total mide toda la bilirrubina en sangre. Rango saludable: entre 0.3 y 1.9 mg/dl. Si está aumentada hay daños hepáticos.

La bilirrubina directa mide una forma de bilirrubina conjugada (combinada con otras sustancias). El Rango saludable: es entre 0 y 3 mg/dl. Si está aumentada se puede suponer casi con total certeza que el paciente presenta algún tipo de enfermedad hepática.

Fosfatasa alcalina - enzima relacionada con los conductos biliares pero asociada también a huesos, intestinos y placenta; cuando existe obstrucción de los conductos biliares suele estar aumentada.

GGT - enzima hallada principalmente en células del hígado.

Albúmina - principal proteína producida por el hígado; los niveles de albúmina se alteran si el hígado o el riñón no funcionan normalmente; puede disminuir su producción por parte del hígado o aumentar sus pérdidas a nivel renal.

Proteínas - además de medirse la albúmina, se mide el resto de proteínas plasmáticas, entre las que se incluyen los anticuerpos (inmunoglobulinas) producidos para combatir las infecciones.

LDH - enzima liberado hacia la sangre cuando existe una lesión celular; hallada en diversas células del organismo.

Tiempo de protrombina - el hígado produce proteínas implicadas en la coagulación de la sangre; el tiempo de protrombina evalúa la coagulación y en caso de estar alterado, puede indicar daño hepático.

PERFIL LIPÍDICO

El perfil lipídico mide el nivel de algunas de las sustancias lipídicas en la sangre.

También conocido como: Panel lipídico, perfil de riesgo coronario.

De manera característica, un perfil lipídico incluye:

Colesterol total, C-HDL, C-LDL (calculado), triglicéridos, C-VLDL (calculado), Colesterol no-HDL (restando al colesterol total tan sólo el colesterol HDL).

En ocasiones se emplea un perfil lipídico más complejo, en el que se incluye el recuento o la concentración de las partículas de lipoproteínas LDL. En este caso, más que medir la cantidad de C-LDL, se está valorando el número de partículas LDL. Se cree que, en ciertas personas, esta medida proporciona una información más exacta del riesgo cardiovascular.

Pruebas relacionadas:

Apolipoproteina A, Apolipoproteina, Colesterol, Colesterol HDL, LDL y VLDL, Lipoproteína A, Riesgo cardíaco, Subfracciones lipoproteicas, Triglicéridos.

pH

El pH de nuestro organismo debe mantenerse dentro de unos márgenes estrechos, no modificables mediante la dieta. Cuando se ve desbordado por encima o por debajo de sus valores, se produce una situación grave.

Para mantener los rangos de pH de cada compartimento interno de nuestro organismo intervienen:

Los pulmones: permiten alcalinizar de inmediato el medio interno, aumentando la frecuencia respiratoria y eliminando anhídrido carbónico, que es ácido.

Los riñones: eliminan ácido o álcali por la orina.

La piel: también elimina ácido o álcali mediante el sudor, aunque su capacidad es muy limitada respecto a la orina.

Sistemas tampón: además de los órganos descritos, existen una serie de mecanismos muy potentes e importantes capaces de equilibrar o tamponar el pH de los líquidos y del interior de las células. Los sistemas tampón más importantes son:

Sistema de bicarbonato ácido carbónico (extracelular).

Sistema de los fosfatos (intracelular).

Sistema de las proteínas (tanto en sangre como intracelular).

La hemoglobina es una proteína propia de la sangre con una gran capacidad para tamponar.

Todos estos los órganos y sistemas funcionan de inmediato y al unísono si es preciso para mantener el equilibrio en nuestro organismo, sean cuales sean las condiciones a que lo exponemos. El control del pH es un sistema muy potente, rápido y eficiente.

Rango saludable:

Entre 7,35 y 7,45.

Patologías:

ALCALOSIS (ver también)

Es una afección provocada por el exceso de base (álcali) en los líquidos del cuerpo. La alcalosis es lo opuesto al exceso de ácido (acidosis) y se puede originar por diferentes causas.

Los riñones y los pulmones mantienen el equilibrio apropiado (nivel de pH adecuado) de ácidos y bases, en el cuerpo. La disminución del nivel de dióxido de carbono (un ácido) o el aumento del nivel de bicarbonato (una base) hacen que el cuerpo esté demasiado alcalino, una afección llamada alcalosis. Hay diferentes tipos de alcalosis que se describen a continuación:

La **alcalosis respiratoria** es ocasionada por un nivel bajo de dióxido de carbono en la sangre, (una $Pco_2 < 38$ mm Hg) lo cual puede deberse a:

Iatrogenia hospitalaria durante una excesiva ventilación mecánica.

Ansiedad, histeria, estrés. Hiperventilación.

Accidente cerebro vascular, meningitis, hemorragia subaracnoidea.

Medicamentos: dozapram, aspirina, cafeína.

Anemia

Altitud elevada que aumenta la frecuencia ventilatoria.

Neumonía.

Fiebre, embarazo, hipertiroidismo.

Excitación sexual.

Enfermedad hepática y pulmonar.

Aspirina.

Rango: pH superior a 7.5, HCO3 bajo, PCO2 bajo.

Recurso: Disminución, por parte de los riñones, de la retención de HCO3- y de la excreción de ácido.

La **alcalosis metabólica** es ocasionada por demasiado bicarbonato en la sangre (una concentración de HCO3–> 28 mEq/L.). Puede ocurrir debido a ciertas enfermedades renales.

Rango: pH superior a 7.45 HCO3 alto, PCO2 alto. **Recurso:** Disminución de la frecuencia respiratoria (hipoventilación) para disminuir la eliminación de CO2.

La **alcalosis hipoclorémica** es causada por una carencia extrema o pérdida de cloruro, como puede ocurrir con el vómito prolongado. Por la toma de diuréticos de Asa o tiazidas que producen una excreción de Cl, Na, K, Y H+ y H20, con retención de Hco3. También por el **Síndrome de Bartter,** enfermedad congénita, con alcalosis resistente a cloruro, que no responde a medidas de hidratación. Y el **Síndrome de Gitelman** por mutaciones del transportador de Na y Cl sensible a las tiazidas.

La **alcalosis hipocaliémica** es ocasionada por la respuesta del riñón a una carencia extrema o pérdida de potasio. Esto puede ocurrir por tomar ciertos diuréticos.

La **alcalosis compensada** se presenta cuando el cuerpo retorna el equilibrio ácidobásico a lo normal en casos de alcalosis, pero los niveles de bicarbonato y dióxido de carbono permanecen anormales.

ACIDOSIS

Es posible que una acidosis no cause ninguna sintomatología, o que se asocie a signos y/o síntomas inespecíficos como fatiga, náuseas y vómitos. La acidosis aguda puede originar un aumento de la frecuencia y de la profundidad de los ciclos respiratorios, confusión, dolor de cabeza, así como convulsiones, coma e incluso la muerte.

Acidosis respiratoria (ver también)

Disminución de la eliminación de CO2

Puede ser producida por:

Disminución de la frecuencia respiratoria (debida a fármacos o a trastornos del sistema nervioso central).

Disfunción de la función respiratoria por motivos mecánicos, debido por ejemplo a traumatismos o a la presencia de un neumotórax (presencia anómala de aire entre los pulmones y la caja torácica).

Enfermedades neuromusculares (miastenia gravis, botulismo, esclerosis lateral amiotrófica, síndrome de Guillain-Barré).

Obstrucción de las vías aéreas (por alimentos, por cuerpos extraños).

Enfermedades pulmonares.

Rango: inferior a 7.35, HCO3 alto, PCO2 alto. **Recurso:** Aumento, por parte de los riñones, de la retención de HCO3- y de la excreción de ácido.

Acidosis Metabólica

Concentración disminuida de HCO3-, debido a pérdidas de HCO3- o a aumentos en la cantidad de ácido.

Puede ser producida por:

Cetoacidosis alcohólica.

Cetoacidosis diabética.

Insuficiencia renal.

Acidosis láctica.

De causa tóxica – sobredosis de salicilatos (aspirina), metanol, etilenglicol.

Pérdidas gastrointestinales de bicarbonato, como puede suceder en diarreas prolongadas.

Rango: pH inferior a 7.5, HCO3 bajo, PCO2 bajo.

Recurso: Aumento de la frecuencia respiratoria (hiperventilación) para aumentar la eliminación de CO2.

Pruebas relacionadas:

Gases en la sangre, Electrolitos.

PLAQUETAS (trombocitos)

Estos cuerpos pequeños (1/3 se encuentran en el bazo), ovoideos, sin núcleo, con un diámetro mucho menor que el de los eritrocitos, se adhieren a la superficie interna de la pared de los vasos sanguíneos en el lugar de la lesión y obstruyen el agujero o defecto. A medida en que se destruyen, liberan agentes coagulantes que conducen a la formación local de *trombina* que ayuda a formar un coágulo, compuesto básicamente de eritrocitos encerrados en una red de filamentos constituidos por una sustancia denominada fibrina. La trombina, por tanto, estimula la conversión de una de las proteínas plasmáticas, el *fibrinógeno*, en fibrina. Aunque no está presente habitualmente en la sangre, se forma gracias a la protrombina mediante un proceso complejo que involucra a las plaquetas, el calcio, sustancias producidas por los tejidos lesionados y el contacto con las superficies accidentadas. La carencia de vitamina K, por ejemplo, hace imposible el mantenimiento de cantidades adecuadas de *protrombina* en la sangre.

Cuando el coágulo ha cumplido su misión se autodestruye (fibrinolisis), pues de no hacerlo provocará embolias, del mismo modo que la sangre con excesiva facilidad para coagularse puede ocasionar un infarto de miocardio o cerebral.

El recuento de plaquetas (PLT): Este es el número de células que se conectan a los agujeros en los vasos sanguíneos y previenen el sangrado

Rango saludable

150.000 a 400.000 ml

450 x1000/µl

Aumento:

Los valores altos pueden ocurrir con el sangrado, el tabaquismo o el exceso de la producción por la médula ósea.

Disminución:

Estados prematuros de destrucción como trombocitopénica inmunológica (ITP), pérdida aguda de sangre, efectos de los medicamentos (como la heparina), infecciones con sepsis, atrapamiento de las plaquetas en el bazo agrandado, o insuficiencia de la médula ósea de enfermedades como la mielofibrosis o leucemia.

Los bajos niveles de plaquetas también pueden ocurrir por la aglutinación de las plaquetas en las pruebas. Puede que tenga que repetir la prueba.

Cantidad normal: 150.000 a 300.000 ml³.

Tiempo de hemorragia: El que se emplea en coagular una herida. Hasta 3 minutos.

Tiempo de coagulación: El que tarda una muestra de sangre in vitro (fuera del cuerpo). Método Lee-White): 5 - 11 min.

Disminución:

La *trombocitopenia* o *trombopenia* puede deberse a la disminución: del factor VIII que da lugar a la hemofilia A (hemofilia clásica); mientras que el descenso del factor IX ocasiona la hemofilia B, conocida como enfermedad de Christmas.

La *trombopatía* es un aumento de la capacidad coagulante, lo cual puede ocasionar serios problemas en las arterias, necesitándose entonces la administración de anticoagulantes o fibrinolíticos.

El **tiempo de protrombina (TT)** es el tiempo que tarda el plasma en coagularse, y suele estar alterado en casos de insuficiencia hepática o carencia de vitamina K. La protrombina es la globulina precursora de la trombina en el proceso de coagulación de la sangre.

Factor von Willebrand (FvW)

Se utiliza para investigar los episodios de sangrado excesivo o recurrentes, o con antecedentes personales o familiares de sangrado excesivo. La prueba se utiliza para ayudar a diagnosticar la enfermedad de von Willebrand (VWD) y distinguir entre los distintos tipos de VWD.

Hay dos tipos de pruebas que se pueden utilizar:

Antígeno FvW

Esta prueba mide la cantidad de la proteína FvW presente en la sangre.

Actividad FvW (también llamado cofactor de ristocetina)

Esta prueba determina si la proteína está funcionando correctamente.

Las personas que tienen VWD leve pueden tener resultados de la prueba de antígeno FvW y la actividad FvW normales, y las personas que no tienen VWD puede tener moderadamente disminuido resultados de las pruebas. En una persona con normalidad o cerca de resultados de las pruebas de detección normales trastorno de la coagulación, una significativa disminución de la prueba del antígeno FvW sugiere que la persona examinada tiene una deficiencia cuantitativa FvW y puede tener EvW tipo 1 o, VWD más raramente, que puede haber adquirido. El grupo sanguíneo ABO de una persona afecta el FvW. Las personas con sangre tipo O tienen los niveles de FvW que son hasta un 25% más bajos que los de otros tipos de sangre.

Volumen plaquetario medio (ver)

Esta prueba mide y calcula el tamaño medio de las plaquetas. Monovolúmenes más altos significan las plaquetas son más grandes, lo que podría poner a una persona en riesgo de un ataque al corazón o un derrame cerebral. Monovolúmenes más bajos indican plaquetas más pequeños, lo que significa que la persona está en riesgo de un trastorno hemorrágico.

Rango saludable

7,5 a 11,3 fl

Plaquetocrito (PTC)

Porcentaje del volumen de plaquetas sobre el volumen total de sangre. Es un dato de poco valor.

Rango saludable

Hombres y mujeres 0,1 a 0,4%

POLIFORMONUCLEARES

Un leucocito polimorfonuclear se clasifica como neutrófilo, eosinófilo o basófilo, según la coloración que adquieren sus gránulos en la Tinción de Giemsa.

Neutrófilos

El neutrófilo es un leucocito, cuyos gránulos contienen enzimas especializadas en combatir bacterias y hongos. Presentan 3 o 4 lobulaciones.

Eosinófilos

El eosinófilo es un leucocito con algunas diferencias al anterior; es de tipo granulocito, pero sus gránulos no contienen la misma clase de enzimas, sino que combate generalmente parásitos extracelulares y están implicados en respuestas alérgicas. Poseen no más de 4 núcleos que presentan dos lóbulos unidos por una fina hebra de cromatina. Además, están provistos de receptores en su exterior, con los cuales interaccionan con otras células.

Aumento:

El aumento se debe a infecciones por parásitos, alergias o tumores.

Porcentaje:

Eosinófilos: 1% a 4%

Aumento:

Un aumento en el porcentaje de eosinófilos puede deberse a:

Enfermedad de Addison (las glándulas adrenales que no producen suficientes hormonas).

Reacción alérgica

Cáncer

Leucemia mieloide crónica.

Enfermedad vascular del colágeno

Síndromes hipereosinofílicos

Infección parasitaria

Basófilos

Los basófilos, presentan generalmente dos núcleos con forma de albóndiga, a menudo cubiertos por gránulos de secreción. Combaten eficazmente los parásitos, las células cancerosas y lo alérgenos.

Porcentaje:

Basófilos: 0.5% a 1%

Aumento:

Después de la esplenectomía.

Reacción alérgica.

Leucemia mieloide crónica (un tipo de cáncer de la médula ósea).

Enfermedad vascular del colágeno.

Enfermedad mieloproliferativa (grupo de enfermedades de la médula ósea).

Varicela.

Disminución:

Infección aguda

Cáncer

Lesión grave

Neutrófilos

Constituyen el 70% de los glóbulos blancos.

Disminución:

Denominada neutropenia, indica deficiencia de ácido fólico o vitamina B12, aunque también es causa de cáncer, tuberculosis, quimioterapia, alergia, enfermedades autoinmunes, tratamiento con antibióticos o inmunosupresores. En estos casos, las bacterias inofensivas pueden degenerar en patógenas.

Aumento:

Conocido como neutrofilia, suele ser debido a estrés, traumatismos, inflamaciones o infecciones crónicas, leucemia, síndrome de Cushing o tumores. Juegan un papel decisivo en la lucha contra los tumores malignos.

Una forma inmadura conocida como *cayados* será indicio de gran actividad en las defensas.

Porcentaje:

Neutrófilos: 40% a 60%

POTASIO

Este electrolito tiene muchas funciones en el cuerpo, incluyendo: la conducción de los impulsos neuromusculares a través de la bomba de sodio, actividad enzimática, osmolalidad del fluido intravascular; regulación del equilibrio ácido-base, y otros.

El potasio se controla muy cuidadosamente por los riñones. Es importante para el buen funcionamiento de los nervios y los músculos, especialmente el corazón. Cualquier valor fuera del rango esperado, alto o bajo, requiere evaluación médica. Esto es especialmente importante si está tomando un diurético o medicación para cardiopatía (Digitalis, Lanoxin, etc).

Rango saludable

3,5 a 5,0 mEq / L

Aumento:

(Más de 5,5 mEq/l)

Insuficiencia renal, deshidratación, vómitos severos y diarrea, CHF, enfermedad de Cushing, insuficiencia hepática, dieta alta en sodio, edad avanzada, medicamentos (AINE, espironolactona, amilorida, beta bloqueadores), ateromatosis, ACV, cardiopatía isquémica, claudicación intermitente, angina intestinal, tabaquismo.

Disminución:

La hiponatremia puede ser causada por: vómitos, diarrea, aspiración gástrica, transpiración excesiva, dieta, quemaduras, reacciones inflamatorias, afección renal, cirrosis, lesión tisular, entre otros.

Hay que comprobar cuidadosamente los signos vitales de cualquier paciente en los grupos de riesgo mencionados, especialmente el estado cardíaco y el estado mental.

PROGESTERONA

La progesterona es una hormona producida principalmente en los ovarios y juega un papel clave en el embarazo. Ayuda a preparar el útero de una mujer para la implantación de un óvulo fecundado. También prepara al útero para el embarazo y las mamas para la producción de leche.

La progesterona se prescribe a menudo para los hombres para tratar condiciones de esterilidad y de próstata.

El análisis se hace para:

Determinar si una mujer está ovulando.

Evaluar a una mujer con abortos espontáneos repetitivos (otros exámenes se usan con más frecuencia).

Determinar el riesgo de aborto espontáneo o embarazo ectópico a comienzos del embarazo.

Rango saludable:

Los niveles de progesterona varían dependiendo de cuándo se hace el examen. Estos niveles comienzan a elevarse en la sangre en la mitad del ciclo menstrual, continúan elevándose durante aproximadamente 6 a 10 días y luego disminuyen si no se presenta la fecundación del óvulo.

Los niveles continúan elevándose a comienzos del embarazo.

Los siguientes son rangos normales con base en ciertas fases del ciclo menstrual y del embarazo:

En la mujer (preovulación): menos de 1 ng/mL.

En la mujer (mitad del ciclo): 5 a 20 ng/mL.

Posmenopausia: menos de 1 ng/mL.

Primer trimestre del embarazo: 11.2 a 90.0 ng/mL.

Segundo trimestre del embarazo: 25.6 a 89.4 ng/mL.

Tercer trimestre del embarazo: 48 a 150 a 300 o más ng/mL.

Nota: ng/mL = nanogramos por mililitro

En el hombre: menos de 1 ng/mL. Entre 5 a 15 mg

Aumento:

Embarazo

Hiperplasia suprarrenal congénita (en ambos)

Los altos niveles de progesterona en los hombres causan un aumento en la producción de estrógeno, lo que puede conducir a una serie de problemas

Disminución:

Amenorrea.

Embarazo ectópico

Períodos irregulares

Muerte fetal

Aborto espontáneo

PROLACTINA

La prolactina es una hormona segregada por la hipófisis que estimula el desarrollo mamario y la producción de leche en las mujeres. No existe una función normal conocida de la prolactina en los hombres.

La prolactina generalmente se mide cuando se buscan tumores en la hipófisis y la causa de:

Producción de leche en las mamas que no tiene relación con un parto (galactorrea)

Disminución del deseo sexual (libido) en hombres y mujeres

Disfunción eréctil

Infertilidad.

Amenorrea.

Rango saludable:

Hombres: menos de 20 ng/dl (425 mIU/l)

Mujeres que no estén embarazadas: 5 a 40 ng/dl (106 a 850 mUI/l)

Mujeres embarazadas: 80 a 400 ng/dl (1,700 a 8,500 mUI/l)

Aumento:

Lesión o irritación de la pared torácica

Enfermedad del hipotálamo

Hipotiroidismo.

Enfermedad renal

Tumor hipofisario que produce prolactina (prolactinoma)

Otros tumores y enfermedades de la hipófisis en la zona de la hipófisis

Medicamentos: Antidepresivos, Butirofenonas, Estrógenos, Bloqueadores H2, Metildopa, Metoclopramida, Fenotiazinas, Reserpina, Risperidona, Verapamilo

Disminución:

Baja actividad de la glándula pituitaria.

Alergias y respuesta alta del sistema inmune.

Galactorrea.

Hipopituitarismo o insuficiencia adenohipofisiaria.

Infarto de hipófisis.

Insuficiencia adenohipofisiaria.

Síndrome de la silla turca vacía.

Síndrome de Sheehan.

PROTEÍNAS

La albúmina y las globulinas miden la cantidad y tipo de proteínas en la sangre. Son un índice general de la salud en general y la nutrición. Las globulinas son las proteínas "anticuerpo" importantes para la lucha contra la enfermedad. A/G Ratio es la relación matemática entre las dos.

PROTEÍNA C REACTIVA (CRP)

Es un marcador de prueba de sangre para la inflamación en el cuerpo. La PCR se produce en el hígado y su nivel se mide por análisis de la sangre.

La PCR es clasificada como un reactante de fase aguda, lo que significa que sus niveles se elevarán en respuesta a la inflamación. Otros reactantes de fase aguda comunes incluyen la velocidad de sedimentación globular (VSG) y recuento de plaquetas en la sangre.

Este es un marcador de la inflamación. Tradicionalmente se ha utilizado para evaluar la inflamación en respuesta a la infección. Sin embargo, utilizamos una proteína C reactiva de alta sensibilidad, que es útil para predecir la enfermedad vascular, el ataque cardiaco o un derrame cerebral. El mejor tratamiento para un alto nivel de proteína reactiva C aún no se ha definido, sin embargo, los medicamentos de estatinas, niacina, pérdida de peso y dejar de fumar, parecen mejorar la proteína C reactiva.

Proteína C reactiva ultrasensible

Diversos estudios han demostrado que la medida de proteína C reactiva (PCR) con un procedimiento de elevada sensibilidad, puede ayudar a identificar si existe riesgo de enfermedad cardiovascular (ECV). En este caso, se trata de una prueba distinta a la prueba clásica que detecta niveles elevados de PCR en personas con procesos inflamatorios e infecciosos. Con el método ultrasensible se mide PCR a niveles que se corresponden con los que se observan en la población sana y permite observar si los niveles normales son más bien altos o más bien bajos. Se ha demostrado que los niveles que se sitúan en el límite superior de la normalidad predicen el riesgo de infarto de miocardio, de accidente vascular cerebral, de muerte súbita de causa cardíaca y de enfermedad arterial periférica, a pesar de que los niveles de lípidos sean aceptables. Diversos especialistas recomiendan la realización de esta prueba en personas con riesgo moderado de infarto de miocardio. Sin embargo, no existe un consenso definitivo acerca de su uso, ni de la frecuencia con que debería solicitarse.

Rango saludable

Bajo riesgo: valores inferiores a 1.0 mg/L

Riesgo medio: 1.0 a 3.0 mg/L

Alto riesgo: valores superiores a 3.0 mg/L

Aumento:

Quemaduras.

Trauma.

Infecciones.

Inflamación.

Artritis inflamatoria activa.

Ciertos tipos de cáncer.

PROTEÍNAS GLICADAS PGA (Ver también **PSA**)

Los últimos trabajos muestran que las proteínas glicadas, también denominadas productos finales de glicación avanzada o PGA (del inglés AGE - Advanced Glycosylation End products), desempeñan una función importante en la determinación de las lesiones celulares y tisulares de la diabetes, del envejecimiento vascular y de la insuficiencia renal. Unos suplementos nutricionales, especialmente a base de carnosina, pueden ayudar a prevenir este fenómeno.

La glicación disminuye la longevidad, siendo una de las causas calentar los alimentos a alta temperatura (> 100°C pero sobre todo > 180°C), en la cocción al horno o en la sartén, denominándose degradación de Strecker.

PROTEINURIA

La principal causa de la proteinuria es que el sistema de filtros de los riñones resulte dañado. Normalmente, las proteínas, debido a que son moléculas de gran tamaño, no pueden atravesar este filtro pero al resultar dañado, este filtro permite el paso las proteínas de la sangre, ocasionando el incremento de proteínas en la sangre. Estos filtros, llamados glomérulos, pueden dañarse por enfermedades que afectan a los riñones (glomerulonefritis) o por enfermedades de otros órganos que afecten a los riñones.

Algunos motivos y enfermedades que pueden afectar a los riñones y que pueden ser causas de proteinuria son:

Diabetes: En el caso de la diabetes, pequeñas cantidades de albúmina en la orina son el primer síntoma de degradación renal.

Lupus: Provoca proteinuria de proteína albúmina o albuminuria.

Intoxicación con medicamentos: También puede producir degradación renal con la consecuente aparición de proteínas en la orina.

Mieloma múltiple: En el caso de esta enfermedad, es la proteína de Bence Jones la que se puede encontrar en la orina.

Otras posibles causas de la proteinuria son:

Fiebre.

Permanecer en pie

Preeclampsia

Pielonefritis bacteriana

Tumor en la vejiga

Insuficiencia cardíaca congestiva (perfusión inadecuada de los riñones)

Síndrome de Goodpasture

Envenenamiento por metales pesados

Síndrome nefrótico

Terapia con fármacos nefrotóxicos

Enfermedad poliquística del riñón

Análisis de proteinuria

La cantidad de proteína existente en la orina, se determina a partir de un análisis de orina. Existen dos formas de realizar este tipo de análisis para determinar la proteinuria en orina:

Usando una tira químicamente tratada que puesta en contacto con la orina permite conocer la existencia de un exceso de proteínas en la orina.

Una muestra de 24 horas con la que se mide la cantidad de proteínas que el paciente expulsa en la orina.

Proteinuria y embarazo

La aparición de proteínas en la orina durante el embarazo es frecuente y no necesariamente tiene porqué estar relacionado con ninguna enfermedad. La proteinuria durante el embarazo, está producida por el estrechamiento de los vasos sanguíneos y por los cambios mofológicos en los riñones y aunque la proteinuria en el embarazo es frecuente, no siempre se produce. Durante el embarazo, la proteína que más se pierde es la albúmina.

En el caso de la proteinuria en el embarazo, se considera excesiva cuando se produce la pérdida de más de 3 gramos de proteínas en la orina de 24 horas o más de 0,5 microgramos en una única muestra.

La aparición de la proteinuria normalmente suele ser posterior al incremento de peso y al iniciarse el aumento de tensión arterial.

Rango saludable:

Adultos, < 150 mg en 24 horas.

Niños: neonatos (<30 días) es de 145 mg/m2/24 hrs, en lactantes (1 año), 110 mg/m2/24 hrs y en niños (2 a 10 años), 85 mg/m2/24hrs.

Recientemente se ha comenzado a utilizar más la relación proteinuria /creatinuria, con el fin de cuantificar la cantidad de proteinuria en una muestra aislada.

Valor normal en adultos	albuminuria	proteinuria/creatinina
Proteinuria	< 150	< 0,2
Proteinuria en rango nefrótico	≥ 150 > 3.500	≥ 0,2 > 3,5

PSA (antígeno prostático específico)

Es una proteína producida por las células de la próstata.

Rango saludable

Hombres menores de 50 años: menor a 2.5

Hombres de 50 a 59 años: menor a 3.5

Hombres de 60 a 69 años: menor a 4.5

Hombres mayores de 70 años: menor a 6.5

Esta controvertida prueba no sirve para diagnosticar el cáncer de próstata y debe completase con una biopsia.

Un PSA que cambia rápidamente, incluso dentro del Rango saludable, aumenta la probabilidad de cáncer.

La prueba del PSA no se recomienda para examinar a hombres mayores de 75 años.

Aumento:

Una elevación significativa de un año al siguiente puede indicar un riesgo más alto de tener cáncer de próstata. Esto se denomina velocidad del PSA.

Una próstata más grande.

Infección de la próstata (prostatitis).

Infección urinaria.

Exámenes recientes en la vejiga (cistoscopia) o biopsia de próstata.

Sonda vesical recientemente puesta en la vejiga para drenar orina.

La edad.

Con frecuencia, los niveles de PSA empezarán a elevarse antes de que haya cualquier síntoma, algunas veces con antelación de meses o años.

Disminución:

Los afroamericanos y asiáticos americanos pueden necesitar pruebas de control si tienen niveles de PSA más bajos.

PTH (ParatHormona)

La hormona paratiroidea (PTH) es secretada por las glándulas paratiroides, cuatro pequeñas glándulas paratiroides localizadas en el cuello, cerca o adheridas al lado posterior de la glándula tiroides. La hormona paratiroidea controla los niveles de calcio, fósforo y vitamina D en la sangre. Es importante para regular el crecimiento de los huesos. El médico puede ordenar este examen si hay un nivel alto de calcio o un nivel bajo de fósforo en la sangre. En presencia de osteoporosis grave que no se puede explicar o no responde al tratamiento.

Rango saludable

De 10 a 55 picogramos por mililitro (pg/mL).

Se puede pedir este examen por neoplasia endocrina múltiple (NEM) I y II.

Aumento:

Trastornos que aumentan los niveles de fósforo o fosfato en la sangre, tales como la enfermedad renal crónica.

Insuficiencia del organismo para responder a la hormona paratiroidea (seudohipoparatiroidismo).

Falta de calcio, que puede deberse a un bajo consumo, malabsorción en el intestino o perder demasiado calcio en la orina.

Embarazo o lactancia (poco común).

Hiperparatiroidismo primario.

Adenomas de la glándula paratiroides.

Trastornos de la vitamina D, entre ellos insuficiente luz solar en adultos mayores y problemas para absorber, descomponer y usar la vitamina D en el cuerpo.

Disminución:

Extirpación accidental de las glándulas paratiroides durante una cirugía de cuello o tiroides.

Destrucción autoinmunitaria de la glándula paratiroides.

Cánceres que comienzan en otra parte del cuerpo (como la mama, los pulmones o el colon) y se propagan al hueso.

Exceso de calcio alimentario o medicamentoso.

Hipoparatiroidismo.

Bajos niveles de magnesio en sangre.

Radiación a las glándulas paratiroides.

Sarcoidosis.

Ingesta excesiva de vitamina D.

Pruebas relacionadas: calcio

RDW-ADE (amplitud de distribución eritrocitaria)

Índice de distribución de los hematíes (IDH) o (IDE)

También se denomina anchura de la distribución eritrocitaria o ADE (en inglés, RDW) y como CV-GR. Es el coeficiente de variación (CV) de los volúmenes de los glóbulos rojos (GR). El CV es un parámetro estadístico que expresa el grado de dispersión existente entre los valores obtenidos (en este caso, entre los volúmenes de los hematíes evaluados). Se calcula a partir de la desviación estándar (SD) y de la media de los valores obtenidos.

Mediante esta prueba del ancho de distribución eritrocitaria (RDW o RCDW), nos hacemos una idea de la forma y tamaño de los glóbulos rojos, refiriéndose a una medición de la distribución, no el tamaño de las células. La enfermedad hepática, anemia, deficiencias nutricionales, y una serie de condiciones de salud, podrían hacer que los resultados altos o bajos RDW.

Un valor que refleja el grado de anisocitosis es la anchura de la distribución de células de color rojo (RDW). Este tamaño indica la variación de tamaño en las células rojas de la sangre, dividido por el volumen corpuscular medio (MCV, una medida del volumen medio de los glóbulos rojos). Los laboratorios médicos suelen tener instrumentos que pueden recoger los impulsos producidos por las células rojas de la sangre; impulsos más fuertes se producen generalmente por las células más grandes, mientras que los más débiles lo general provienen de las células más pequeñas.

La condición de las células rojas de la sangre es a menudo un indicador de la salud de un individuo. Una de las pruebas que se realiza a veces ayuda a medida de glóbulos rojos ancho de distribución (ADE); esto puede determinar la cantidad de las células de una muestra varían en tamaño. La medida generalmente no representa diámetro físico, sin embargo. Por lo general representa el ancho de una curva gráfica que muestra cómo el volumen de las células varía.

Rango saludable

Hombres: de 11.5 a 14.5 %

Mujeres: de 11.5 a 14.5 %

Niños: de 11.5 a 14.5 %

Su valor normal debe ser igual o inferior al 15%. Indica la variación existente entre los tamaños de los hematíes.

Aumento:

Cuando ésta es muy grande, el IDH es superior al 15% y se dice que hay una anisocitosis. Hay anisocitosis en los períodos iniciales del tratamiento de las ferropenias y también puede haberla en las fases inmediatas a la administración de transfusiones.

Si el RDW es alta, por lo general significa que las células varían un poco en tamaño y la anemia causada por una deficiencia de hierro es a veces una causa. Los bajos niveles de vitamina B12 o ácido fólico a menudo disminuyen la cuenta también.

Si el ancho de distribución de glóbulos rojos es alto, también puede indicar un trastorno de la sangre en el cual la producción de hemoglobina, que transporta oxígeno, se ve afectada. Otras enfermedades pueden causar que las células rojas de la sangre que se rompen en fragmentos, que por lo general hace que el valor RDW suba. Bajo ancho de distribución de glóbulos rojos, por otra parte, es a menudo un indicador de problemas también. Un tipo de anemia puede reducir el conteo si hay un número anormalmente bajo de células, sin embargo, que son relativamente grandes. Las deficiencias de ciertas vitaminas también puede ser la razón de un porcentaje bajo ADE.

Una alta variabilidad en el tamaño de los glóbulos a menudo resulta en un pronóstico menos optimista para las personas con insuficiencia cardíaca. El recuento puede representar una insuficiente producción de nuevas células, así como la destrucción más frecuente de ellos de lo normal, lo que complica condiciones médicas subyacentes.

La anemia por deficiencia de hierro se presenta por lo general con ADE elevado y VCM bajo.

La anemia por deficiencia de folato y vitamina B12 se presenta con ADE elevado y VCM elevado.

La anemia por deficiencia mixta (hierro + B12 o folato) se presenta por lo general con ADE alta, con valores de VCM altos, bajos o incluso normales.

Hemorragia reciente: la presentación típica es un ADE elevado con valores normales de VCM.

Disminución: Isocitosis, aunque no implica una patología.

Pruebas relacionadas: Cuando la anemia aparece en presencia de valores normales de ADE, hay sospecha elevada de que una talasemia sea la causa de la anemia y se debe hacer el Índice de Mentzer a partir de los datos del propio hemograma para confirmar o descartar.

RETICULOCITOS

Los reticulocitos son glóbulos rojos inmaduros (glóbulos que aún no están totalmente desarrollados). Células anucleadas predecesoras de los eritrocitos con la diferencia de que poseen gránulos de ribosomas y algunas mitocondrias que les son útiles para sintetizar el 35 % de la hemoglobina restante.

Se trata de células rojas que anteceden al eritrocito, siendo el resultado de la pérdida del núcleo que sufre el eritroblasto ortocromático. Su tamaño varía de 10 - 15 micras de diámetro.

El recuento de reticulocitos mide la cantidad que hay en la sangre, lo que ayuda a los médicos a saber cuántos glóbulos rojos está produciendo la médula ósea. Realmente son glóbulos rojos inmaduros que carecen de RNA.

Rango saludable

Alrededor de 0.5% a 1.5%.

Aumento:

Anemia hemolítica.

Sangrado.

Trastorno sanguíneo en un feto o en un recién nacido (eritroblastosis fetal).

Enfermedad renal con aumento en la producción de la hormona eritropoyetina.

Embarazo

Disminución:

Deficiencia nutricional.

Insuficiencia de la médula ósea.

Toxicidad por ciertas drogas, tumor, radioterapia o infección.

Cirrosis hepática.

Anemia causada por bajos niveles de hierro, folato o vitamina B12.

Deficiencia renal crónica.

Pruebas relacionadas: Eritropoyetina, G6PDH, hematocrito, hemoglobina, hemograma, médula ósea, recuento de hematíes, vitamina B12, folato.

RIESGO CARDIACO

La evaluación del riesgo cardíaco incluye una serie de pruebas con capacidad de predecir si una persona puede presentar algún tipo de afectación cardiovascular, como un infarto agudo de miocardio o un accidente vascular cerebral. Estas pruebas se han orientado para poder clasificar el riesgo en leve, moderado o alto.

Entre los factores más relevantes se incluyen:

Edad

Antecedentes familiares

Peso

Tabaquismo

Presión arterial

Dieta

Ejercicio físico

Diabetes

Existen algunas pruebas, invasivas y no invasivas, que pueden utilizarse en el establecimiento del riesgo cardíaco. Entre las pruebas no invasivas se incluyen el electrocardiograma (ECG), las pruebas de esfuerzo, las pruebas con isótopos, la tomografía computorizada (TAC), la ecocardiografía y la resonancia magnética. Las pruebas invasivas incluyen angiografías/arteriografías y cateterizaciones cardíacas, y suelen emplearse con finalidades diagnósticas en personas con signos y síntomas.

Existen otras pruebas:

Proteína reactiva ultrasensible, Lipoproteína A.

Subfracciones de LDL

Lp-PLA2

Homocisteína

GGT

Albúmina en orina

Cistatina C

Fibrinógeno

Apo A-I

Apo B

Genotipo de la Apo E

Mutación MTHFR

SHBG (Globulina Fijadora de las Hormonas Sexuales)

También conocido como: Globulina o proteína enlazante de estrógenos y testosterona

La prueba de la SHBG se solicita principalmente y junto con otras pruebas para evaluar el estado androgénico (hormonas masculinas) de una persona. En los hombres, la preocupación se centra en la deficiencia de testosterona, mientras que en las mujeres es su producción excesiva. Puede ser útil solicitar la concentración total de testosterona antes o junto con la prueba de la SHBG.

En un varón adulto, las concentraciones de SHBG y testosterona pueden solicitarse para ayudar a determinar la causa de una infertilidad, de una disminución del deseo sexual, y de una disfunción eréctil, especialmente cuando los resultados de la testosterona total no concuerdan con los signos clínicos.

En las mujeres, los ovarios y las glándulas adrenales producen pequeñas cantidades de testosterona. Incluso ligeros aumentos en la síntesis de testosterona pueden alterar el equilibrio hormonal, causando síntomas de amenorrea, infertilidad, acné, e hirsutismo. Estos síntomas y otros se observan frecuentemente en el síndrome del ovario poliquístico, una enfermedad que se caracteriza por un exceso en la síntesis de andrógenos. La medida de la testosterona y de la SHBG puede ser de utilidad para detectar y evaluar un aumento en la síntesis de testosterona y/o disminución: de las concentraciones de SHBG.

En ambos sexos, para evaluar el equilibrio hormonal, deben solicitarse las concentraciones de testosterona libre, albúmina y alguna o varias otras hormonas como la prolactina, el estradiol, y la LH (hormona luteinizante).

En algunos casos se calcula el índice de testosterona libre (ITL). Esta fórmula proporciona una aproximación de la cantidad de testosterona que no está unida a SHBG (y, por lo tanto, biodisponible), y se calcula de la siguiente forma:

$$ITL = \text{Testosterona total} / SHBG$$

En varones, una disminución: de la testosterona produce un aumento de SHBG. Por este motivo se emplea el ITL o alguna otra prueba para detectar niveles disminuidos de testosterona libre, que podrían explicar la falta de deseo sexual, la pérdida de masa muscular y ósea, incluso ocasionalmente disfunción eréctil. Un ITL elevado puede ser útil en la evaluación de una alopecia androgénica, hirsutismo y acné grave en los que los niveles de testosterona pueden ser normales.

Rango saludable

Mujer adulta premenopáusica 40 - 120 nmol/L

Mujer adulta postmenoáusica 28 - 112 nmol/L
Hombre adulto 20 - 60 nmol/L

1 a 23 meses 60 - 252 nmol/L

Prepuberal (24 meses a 8 años) 72 - 220 nmol/L

Mujer puberal 36 - 125 nmol/L

Hombre puberal 16 - 100 nmol/L

Aumento:

Enfermedad hepática

Hipertiroidismo

Trastornos alimentarios (anorexia)

Uso de estrógenos (tratamiento hormonal sustitutivo y contraceptivos orales)

Disminución de la producción de hormonas sexuales (hipogonadismo)

Disminución:

Obesidad

Síndrome del ovario poliquístico

Hipotiroidismo

Hirsutismo

Uso de andrógenos (esteroides)

Acné

Enfermedad de Cushing

Pruebas relacionadas: Albúmina, Estrógenos, Lutropina, Prolactina, Testosterona.

SODIO (Na)

El sodio es el principal catión en el líquido extracelular; y que se caracteriza por su propiedad de retención de agua.

El sodio es regulado por los riñones y las glándulas suprarrenales.

Rango saludable:

Adultos: 135-145 mEq/l (lo mismo para los niños)

Lactantes: 134-150 mEq/l

No hay una preparación especial del paciente antes de la prueba. Sin embargo, si el paciente ha comido una comida con un contenido muy alto de sodio en las últimas 24 horas, esto debe tenerse en cuenta, ya que puede afectar la prueba. Una prueba sérica de sodio rara vez se ordena sola. Esta prueba suele ser parte de un panel de pruebas de electrolitos ordenados al mismo tiempo.

Aumento:

Deshidratación o pérdida de fluidos corporales por vómitos prolongados, diarrea, sudoración o fiebre alta.

Deshidratación por no beber la cantidad suficiente de agua.

Fármacos tales como esteroides, regaliz y ciertos medicamentos para disminuir la presión sanguínea.

Ciertas enfermedades endocrinológicas como diabetes (cuando la orina es muy frecuente) o aldosteronismo.

Ingestión excesiva de sal.

Hiperventilación (respiración demasiado rápida).

Disminución:

Existen numerosas causas de niveles altos y bajos de sodio, pero las causas más comunes de baja en sodio son el uso de diuréticos, medicamentos para la diabetes como clorpropamida, y la ingesta excesiva de agua en los pacientes con enfermedades del corazón o del hígado.

SOMATOMEDINA C (Ver IGF)

Factor de crecimiento insulínico tipo 1

Los factores de crecimiento similares a la insulina (IGF) son péptidos con una masa molecular de alrededor de 7,5 kDa que tienen una estructura homóloga a la proinsulina. Existen 2 tipos de IGF, el IGF-I o somatomedina C y el IGF-II. Los IGF se sintetizan en el hígado y en múltiples tejidos por la acción de la GH y son los principales mediadores de las acciones de la GH. Tienen acción estimuladora del crecimiento, potencian la acción de la insulina y regulan la proliferación celular.

El análisis de somatomedina C, (o IGF-I) ayuda a los médicos a evaluar si una persona está produciendo cantidades normales de la hormona de crecimiento (hGH o somatotropina).

La hGH se crea en la glándula hipófisis, mientras que la somatomedina C es una proteína que se produce en el hígado y los músculos, y se conoce como el factor de crecimiento; su producción es estimulada por la hGH. Si bien los niveles de hGH varían a lo largo del día según la dieta y el nivel de actividad, los niveles de somatomedina C en la sangre son más estables, lo cual hace de esta medición un indicador bastante confiable de cuánta hormona hGH está produciendo la hipófisis.

El análisis de somatomedina C se solicita principalmente para controlar trastornos y anomalías de la hipófisis en la producción de la hormona del crecimiento. Los síntomas como baja estatura o crecimiento excesivo (gigantismo) justifican un análisis de somatomedina C. El análisis también se puede utilizar para evaluar el estado de nutrición de un niño, ya que la desnutrición puede afectar los niveles de somatomedina C.

El IGFBP-3 es un portador del IGF-1, significando que el IGF-1 se une al IGFBP-3 creando un complejo cuyo peso molecular combinado y afinidad de unión le permite al factor de crecimiento tener una vida media incrementada en suero. Sin su unión con el IGFBP-3, el IGF-1 es rápidamente eliminada a través del riñón, debido a su bajo peso molecular. Al estar unido al IGFBP-3, el IGF-1 evade la eliminación renal. También, debido que el IGFBP-3 tiene una afinidad menor con el IGF-1 que el IGF-1 tiene con su receptor, el receptor de factor de crecimiento insulínico tipo 1 (IGFR), su unión con el IGFBP-3 no interfiere con su función. Por estas razones, una combinación IGF-1/ IGFBP-3, fue aprobada para el tratamiento humano.

Se ha demostrado también que el IGF-1 es efectivo en accidentes cerebrovasculares, en modelos animales, cuando éste es combinado con eritropoyetina. Se obtuvieron mejoras conductuales y celulares.

Rango saludable

Adultos: 0,25-2 U/ml

0-3 años: 0,16-0,46 U/ml

4-6 años: 0,16-0,82 U/ml

7-11 años: 0,19-2,02 U/ml

12-18 años: 0,42-3,41 U/ml

Aumento:

Acromegalia, gigantismo, hiperfunción de corteza adrenal (exceso de mineralocorticoides). Embarazo; pubertad. Obesidad. Drogas.

Disminución:

Déficit de hormona de crecimiento, enanismo de Laron, diabetes mellitus, craneofaringioma, hipotiroidismo, cirrosis hepática, falla hepática. Desnutrición; aumento de edad (sobre todo después del período de crecimiento prepuberal).

SUERO OSMOLARIDAD (osmolalidad)

Se refiere a la cantidad total de partículas activas en la solución de electrolitos en la sangre.

Rango saludable: Adultos: 280-300 Osm / kg / H2O.

La osmolaridad sérica mide el número de todas las partículas disueltas en el suero (electrolitos, urea, azúcar) y puede ser útil en el diagnóstico de los desequilibrios de líquidos y electrolitos. El sodio contribuye aproximadamente en el 90% de la osmolaridad en suero debido a su abundancia en el cuerpo.

Aumento

El aumento de la osmolalidad está asociado con un déficit del volumen de líquido, hipovolemia, deshidratación, sobrecarga de sodio, o hiperglucemia. Con el aumento de la osmolaridad, hay sed, mucosa seca, turgencia deficiente de la piel, y síntomas parecidos al shock.

Disminución:

Se asocia con la dilución del suero debido a la sobrehidratación y la ingesta excesiva de líquidos

TASA DE FILTRADO GLOMERULAR (TFG)

La tasa de filtrado glomerular es una medida del funcionalismo de los riñones. Esta prueba utiliza el resultado de la determinación de creatina en sangre, incluyéndolo en una fórmula de estimación del filtrado glomerular, cuyo resultado refleja el grado de funcionamiento de los riñones.

Los glomérulos son unos filtros diminutos localizados en el riñón que permiten eliminar los productos de desecho de la sangre, al mismo tiempo que evitan la pérdida de constituyentes importantes entre los cuales se cuentan las proteínas y las células sanguíneas. Unos riñones sanos filtran unos 200 litros de sangre cada día y producen unos 2 litros de orina. La TFG hace referencia a la cantidad de sangre que se filtra por minuto en un glomérulo. Cuando la función renal disminuye debido a una lesión o enfermedad, la tasa de filtrado disminuye y los productos de desecho empiezan a acumularse en la sangre.

La enfermedad renal crónica (ERC) se asocia a una disminución de la función renal a menudo progresiva. La ERC puede existir en distintas situaciones como en la diabetes y en la hipertensión arterial. La detección precoz de una disfunción renal ayuda a minimizar las lesiones renales. Esto es muy importante ya que los signos y síntomas de enfermedad renal no suelen ser perceptibles hasta que se ha perdido ya entre un 30% y un 40% de la función renal.

La medida de la TFG se considera como la forma más exacta de detectar cambios en el estado de los riñones. Sin embargo, la medida directa de la TFG es complicada y requiere personal muy entrenado. Por esta razón se utiliza a menudo una estimación, la tasa estimada de filtrado glomerular o TEFG.

La TEFG es un cálculo basado en el resultado de la medida de la creatinina sérica. La creatinina es un producto de desecho del músculo que se filtra por los riñones y se excreta en la orina a una tasa relativamente constante. Cuando la función renal disminuye, se excreta menor cantidad de creatinina por la orina de manera que sus concentraciones en sangre aumentan. Con el resultado de la prueba de la creatinina se obtiene una estimación razonable de la TFG real.

Las dos ecuaciones más ampliamente utilizadas para estimar la TFG y recomendadas por la National Kidney Foundation (NKF), la Sociedad Española de Nefrología (SEN) y la Sociedad Española de Bioquímica Clínica y Patología Molecular (SEQC), son la MDRD (Modification of Diet in Renal Disease) y la CKD-EPI. Para ambas ecuaciones es imprescindible conocer la concentración de la creatinina sérica, así como el sexo, la edad y la raza del individuo. Los resultados entre ambas ecuaciones no serán idénticos, pero proporcionan una información similar al médico.

Por otra parte, se está evaluando la utilidad de otras posibles ecuaciones de estimación del filtrado glomerular que combinan varias pruebas como urea o cistatina C, además de la creatinina.

Rango saludable:

No es posible indicar un intervalo de referencia estándar para este análisis. Dado que los valores de referencia dependen de muchos factores, incluyendo la edad del paciente, el sexo, las características de la población y el método utilizado, los resultados numéricos de los análisis tienen diferentes interpretaciones en distintos laboratorios. El informe de su laboratorio debe incluir el intervalo de referencia específico para sus análisis.

En comparación a la creatinina en suero, la TEFG detecta de manera más fiable y precozmente una posible enfermedad renal. Debido a que el cálculo funciona mejor cuando la función renal está disminuida, se recomienda que se informen tan sólo los resultados inferiores a 90 mL/min (los valores normales se sitúan entre 90 y 120 mL/min).

Disminución:

Una TEFG inferior a 60 mL/min sugiere enfermedad renal crónica, si se mantiene un tiempo igual o superior a tres meses.

Un resultado de TFG por debajo de 15 mL/min/1.73 m2 es un signo de insuficiencia renal y requiere atención médica inmediata.

La NKF sugiere que todo el mundo pueda conocer su valor de TEFG; recomienda una interpretación de la TFG (normalmente con la TEFG) basándose en la siguiente tabla:

En estadíos iniciales (1 y 2) el valor del filtrado glomerular no es diagnóstico por sí mismo y precisa de la presencia de algún marcador asociado de lesión renal como: aumento de la concentración de proteínas o albúmina en orina, alteraciones en el sedimento urinario, alteraciones hidroelectrolíticas, alteraciones en la biopsia renal o alteraciones puestas de manifiesto por técnicas de imagen

Pruebas relacionadas: CKD-EPI, aclaramiento de creatina. albúmina en orina, cistatina C, creatinina, proteínas en orina.

TRANSFERRINA

Capacidad total de fijación del hierro

Es un examen de sangre para ver si se tiene demasiado o muy poco hierro en la sangre. El hierro se moviliza a través de la sangre adherido a una proteína llamada transferrina. Este examen ayuda a saber si se realiza bien el hierro en la sangre.

Rango saludable:

Hierro: 60 a 170 mcg/dL (microgramos por decilitro)

CTFH: 240 a 450 mcg/dL

Saturación de transferrina: 20% a 50%

Aumento:

Anemia ferropénica

Embarazo (tardío)

Disminución:

Anemia hemolítica (los glóbulos se destruyen con mucha rapidez)

El nivel de proteína en la sangre más bajo de lo normal (hipoproteinemia)

Inflamación

Enfermedad hepática, como cirrosis

Desnutrición

Disminución en los glóbulos rojos a raíz de que los intestinos no absorben apropiadamente la vitamina B12 (anemia perniciosa).

Anemia drepanocítica (glóbulos rojos frágiles)

TEST DE DESHIDRATACIÓN

Prueba de la sed o de Meller. Consiste en someter al paciente a una restricción total de líquidos desde la noche anterior. También debe evitarse el consumo de cafeína y tabaco los días previos. Se inicia a las 8 horas de la mañana, determinándose de forma horaria la presión arterial, peso, diuresis, osmolalidad y densidad urinarias y natremia. En el individuo normal, la deprivación del agua provoca liberación de ADH y aumento de la osmolalidad urinaria.

La duración de la prueba oscila entre las 4 y las 16 horas, dependiendo del grado de déficit de ADH, y se da por finalizada cuando aparece alguna de las siguientes situaciones:

1. Densidad urinaria > 1.020.

2. Osmolalidad plasmática > 295 mOsm/kg.

3. Sodio plasmático > 150 mEq/l.

4. Pérdida del 5% del peso inicial.

5. Signos de deshidratación o sed intolerable.

6. Cuando tres determinaciones consecutivas de osmolalidad urinaria difieren en menos de un 10%.

T3 Y T4 (TRIYODOTIRONINA Y TIROXINA)

Más del 99% de la T4 y T3 circulante en la sangre se une a una proteína llamada TBG (globulina fijadora de tiroxina). Estas hormonas vinculadas a la TBG son inocuas y no pueden ser utilizadas por los órganos y tejidos. Por lo tanto, solamente una fracción diminuta, llamada T4 libre y T3 libre, es químicamente activa y puede modular el metabolismo del cuerpo. Solamente la T4 libre es capaz de ser convertida a T3 en órganos y tejidos.

T4 total

Rango saludable

4,5 a 12,05

La T4 es, realmente, una pro-hormona, una precursora de la T3. Un 80% de la T4 enviada al torrente sanguíneo, al llegar a órganos o tejidos tales como hígado, riñón, bazo, músculo o grasa, se convierte en T3 para utilización de las células.

La T4 total consta de dos partes: la T4 que se une a las proteínas transportadoras y es inactiva, y "libre" o T4 no unida que está disponible para las células y por lo tanto activa.

Aumento:

Los niveles altos pueden ser debido a hipertiroidismo, o cuando aumenta la T4 inactiva ligada. Esto puede ocurrir cuando los niveles de estrógeno son altos por el embarazo, las píldoras anticonceptivas o terapia de reemplazo con estrógenos.

T4 libre (FT4)

Esta prueba mide directamente la T4 libre en la sangre en vez de estimarla como la FTI. Debido a que es una prueba más fiable que la T4 total, muchos laboratorios suelen hacer la T4 libre rutinaria en lugar de la T4 total.

Rango saludable:

0,7 a 1,8 ng / dl.

Aumento:

Los niveles altos sugieren hipertiroidismo.

Disminución:

Se encuentran en el hipotiroidismo y la enfermedad crónica.

T3 Total: (TT3)

Rango saludable

Triyodotironina total 80-220

Quién actúa eficazmente en las células del cuerpo modulando el metabolismo es la hormona T3. Gran parte de la T3 activa se deriva de la conversión de la T4 en los tejidos periféricos.

No se suele ordenar como prueba de detección, sino más bien cuando se está evaluando la enfermedad tiroidea. La T3 es la versión más potente y duración más corta de la hormona tiroidea. Algunas personas con altos niveles de tiroides segregan más T3 que la T4. En estos casos (hiperactivos) hipertiroideos la T4 puede estar normal, la T3 alta, y baja la TSH. La T3 total informa de la cantidad total de T3 en la sangre, incluyendo T3 unida a proteínas transportadoras.

T3 libre: (T3L) Este examen mide sólo la parte de la hormona T3 "libre", es decir, no unida a proteínas transportadoras.

T3RU (Resina captación o captación tiroidea) Esta es una prueba que confunde a los médicos pues no es un examen de la tiroides, sino una prueba en las proteínas que están alrededor de la tiroides en el torrente sanguíneo, aunque un número alto puede indicar un bajo nivel de la proteína. El uso apropiado de la prueba es calcular el índice de tiroxina libre.

FTI o T7 (Índice de tiroxina libre): Un cálculo matemático permite al laboratorio para estimar el índice de tiroxina libre de la T4 y pruebas de Captación de T3. Los resultados nos indican la cantidad de hormona tiroidea libre en el torrente sanguíneo. En contraste con el total solo de T4, está menos afectada por los niveles de estrógenos. Si bien esta prueba es menos común, todavía se usa en situaciones especiales como el embarazo.

TESTOSTERONA

Esta es la hormona sexual masculina, sin embargo, también las mujeres tienen niveles de testosterona detectables. En los hombres la principal fuente son los testículos, y los ovarios en las mujeres. Al igual que la hormona tiroidea, esta hormona también es transportada por las proteínas, como la hormona sexual globulina (SHBG). La cantidad de proteínas puede variar de persona a persona, o dependerá de otras condiciones médicas, sesgando los resultados de la testosterona total. La 'testosterona libre' reduce esta posible interferencia.

La testosterona total, mide la cantidad total de testosterona presente en el organismo, abarcando tanto la cantidad de testosterona ligada a las proteínas que ayudan a transportar esta hormona a través del torrente sanguíneo, como la cantidad de testosterona libre.

Rango saludable

Hombres: 300 a 1,000 nanograms por decilitro (ng/dL) o 10.41 a 34.70 nanomoles por litro (nmol/L)

Mujeres: 15 a 70 ng/dL o 0.52 a 2.43 nmol/L

Aumento:

Los niveles altos de testosterona pueden producirse por inyecciones de testosterona, defectos de los receptores de testosterona, o tumores que segregan testosterona.

En mujeres, los niveles altos de testosterona pueden ocurrir debido a la producción de por cualquiera de los ovarios o glándulas suprarrenales.

Las hormonas adrenales, en ambos, tales como la DHEA, se pueden convertir en testosterona.

Niveles elevados de testosterona *en varones* pueden indicar:

Tumores testiculares

Tumores adrenales productores de testosterona

Uso de andrógenos (también conocidos como esteroides anabolizantes)

Pubertad precoz de causa desconocida en chicos

Hipertiroidismo

Hiperplasia suprarrenal (o adrenal) congénita.

En mujeres:

Síndrome del ovario poliquístico

Tumor ovárico o de la glándula adrenal

Hiperplasia adrenocortical congénita.

Disminución:

Varones:

La concentración baja de testosterona en sangre puede obedecer a un problema en la fabricación de testosterona por parte de los testículos o a que la hipófisis no fabrica una cantidad suficiente de las hormonas que estimulan a los testículos a fabricar testosterona. Pueden indicar una disminución de la función testicular, o hipogonadismo masculino. Esto puede ser debido a enfermedad, el envejecimiento o daños en los testículos, dando lugar al hipogonadismo primario. También puede ser debido a la función inadecuada de la glándula hipófisis o hipotálamo, denominándose hipogonadismo secundario.

También alteraciones pituitarias o hipotalámicas, enfermedades genéticas que causan una producción disminuida de testosterona en varones jóvenes (síndromes de Klinefelter, de Kallman y de Prader-Willi) o insuficiencia testicular e infertilidad (como en la distrofia miotónica, que es una forma de distrofia muscular). Alteraciones en la producción de testosterona debido a lesiones testiculares adquiridas, como por alcoholismo, por traumatismos o por enfermedades víricas como la parotiditis

En las mujeres, tumor de los ovarios, uso de anticonceptivos (ocasiona aumentando los niveles de una hormona llamada globulina fijadora de hormonas sexuales), nivel bajo de progesterona.

TIROIDES (Ver detalle, T3 y T4)

Hay 2 tipos de hormonas tiroideas fácilmente medibles en la sangre, la tiroxina (T4) y triyodotironina (T3), aunque es más fácil y menos costoso medir el nivel de T4. Además, la mayoría de las enfermedades afectan tanto a la T4 como a la T3, por lo que la T4 se mide inicialmente. En particular, el "Total T3", "T3 libre" y "pruebas de captación T3" son muy confusas, y no son la misma prueba.

Anticuerpos de la tiroides

Anti-tpo

Antimicrosomal es un anticuerpo también se conoce como anti-peroxidasa de tejido (o anti-TPO) y suele estar elevado en la enfermedad tiroidea autoinmune, como tiroiditis de Hashimoto o la enfermedad de Graves.

Antitiroglobulina

Este anticuerpo también se eleva en algunos casos de tiroiditis autoinmune y tiende a ser positivo con más frecuencia en la enfermedad de Graves de Hashimoto. Esta prueba también se usa comúnmente en el seguimiento de pacientes con cáncer de tiroides. La prueba de tiroglobulina utiliza un marcador de tejido tiroideo residual. Sin embargo, si anticuerpos como la antitiroglobulina están presentes, hace que la prueba de tiroglobulina no sea interpretable.

TRANSAMINASAS

Estas enzimas nos indican la integridad o alteración de la función hepática.

Las funciones del hígado son múltiples y decisivas para la salud, pues almacena glucógeno, hierro, cobre, vitamina A, muchas de las vitaminas del complejo vitamínico B (incluida la B12), y vitamina D. También produce albúmina y otras proteínas (algunas como la protrombina y el fibrinógeno, esenciales para la coagulación), y paradójicamente, una sustancia anticoagulante como la heparina. Otras funciones esenciales son la difusión de los aminoácidos, sintetizar proteínas, almacenar lípidos, sintetizar colesterol, fabricar bilis, albergar fagocitos que intervendrán en las defensas, eliminar sustancias extrañas y bacterias, neutralizar los medicamentos, segregar bilirrubina, y regular la temperatura corporal.

Rango saludable

GOT (transaminasa glutámico-oxalacética) 5-32 mU/ml

GPT (transaminasa glutámico-pirúvica) 7-33 mU/ml

Son enzimas del metabolismo de los aminoácidos presentes en el hígado principalmente y en el músculo, corazón, páncreas y cerebro.

Aumento GPT: puede indicar hepatopatías o infarto de miocardio, aunque con mayor frecuencia su elevación es asintomática para el paciente y no se encuentran las causas de ese aumento. Suelen estar altas en caso de ingesta de alcohol, exposición a virus (drogadicción, tatuajes, transfusiones...), enfermedad biliar, fármacos hepatotóxicos, colelitiasis, tumores de páncreas o hepatopatías. Pueden ser normales en casos de hepatitis crónica.

Aumento GOT: Puesto que la encontramos en las mitocondrias, su aumento no siempre se debe a alteración hepática, estando más vinculada a enfermedades cardíacas, renales, pancreáticas o pulmonares.

Pruebas relacionadas

Las pruebas de transaminasas hay que relacionarlas con la bilirrubina, fosfatasa alcalina, tiempo de protrombina y niveles de albúmina.

TRANSFERRINA

La Transferrina es una proteína del grupo de las globulinas que capta el hierro de la dieta, lo acumula y transporta, constituyendo la principal proteína fijadora de hierro circulante. La función principal de la transferrina, es la de unir estrechamente el hierro en forma férrica, además de unir a otros metales. La transferrina es sintetizada en el sistema retículo endotelial (S.R.E.), pero principalmente en el hígado. Tiene una vida media de 8 a 10 días y se encuentra en el plasma, saturada con hierro en una tercera parte.

La **CTCH** (capacidad de captación del hierro y la transferrina) mide la cantidad de proteínas que fijan el hierro, a diferencia de la ferritina que lo que hace es fijar el hierro de los depósitos y no el circulante.

Es habitual solicitar la medida de la transferrina (en lugar de la TIBC) cuando se pretende evaluar el estado nutricional de una persona o su función hepática. Como la transferrina se sintetiza en el hígado, si existe enfermedad hepática sus niveles estarán disminuidos. La concentración de transferrina disminuye de forma bastante rápida cuando el aporte dietético de esta proteína es insuficiente, por lo que también puede ser útil en la monitorización del estado nutricional.

La dieta con más o menos hierro no modifica los valores de la transferrina o de la CTCH, ya que refleja un funcionamiento del hígado que es el productor de la transferrina, pero también refleja el estado nutricional en proteínas del paciente.

Rango saludable:

En adultos varones de 215 a 360 mg/dl

En adultos mujeres de 245 a 370 mg/dl

En niños menores de 1 año de 125 a 270 mg/dl

En niños de 200 a 350 mg/dl

Aumento de CTCH:

Anticonceptivos orales

Embarazo

Policitemias

Anemia ferropénica

Final del embarazo; neonatos. Altitud. Ejercicio muscular. Diferencia de sexos (las mujeres tienen 60 mg/dl mayor que los hombres).

Déficit de hierro (en pacientes bien nutridos), enfermedad de almacenamiento de glucógeno hepático.

Cuando hay una falta de hierro aparecerá elevada la CTCH. También en el embarazo.

Medicamentos: estrógenos, mestranol, anticonceptivos orales, carbamacepinas, danazol.

Disminución:

La transferrina también puede ser utilizada como factor reactante de fase aguda, ya que disminuye su valor en enfermedades crónicas, inflamatorias, infecciosas y en el cáncer.

Plasmaféresis. Proteinuria; trauma. Sobrecarga de hierro; dieta baja en calorías. Con el aumento de la edad. Inflamación. Cirugía. Bilirrubina.

Déficit heredado de transferrina, infecciones crónicas, malnutrición, cuadros tumorales, insuficiencia hepática crónica. Neoplasias hematológicas. Diabetes mellitus insulino-dependiente. Anemia por enfermedad crónica. Síndrome nefrótico. Enfermedad obstructiva crónica de vías aéreas.

Asparaginasa, cortisona, dextran, testosterona. Megestrol.

Hemocromatosis (excesiva cantidad de hierro almacenado)

Algunos tipos de anemia debidos a acumulación de hierro

Malnutrición

Inflamación

Enfermedad hepática

Síndrome nefrótico, una enfermedad renal que causa pérdidas de proteínas en la orina.

TRIGLICÉRIDOS

Se analiza el contenido global de grasas en sangre.

Los triglicéridos son un tipo de grasa presente en el torrente sanguíneo y en el tejido adiposo, y su nivel generalmente se incluye en un lipidograma o perfil de riesgo coronario. El cuerpo los utiliza como elemento energético muscular o como energía de reserva, siendo el hígado un lugar donde se fabrican a partir de un exceso de calorías. Los carbohidratos se convierten en triglicéridos cuando se consumen en exceso.

Los triglicéridos son un tipo de grasa en la sangre, siendo el colesterol VLDL la lipoproteína que contiene mayor cantidad de triglicéridos. Los triglicéridos elevados también se asocian con pancreatitis y una cantidad superior a 150 mg / dl pueden estar asociados con enfermedades del corazón.

Rango saludable:

Normal: Menos de 150 mg / dL

Limite normal: 150 a 199 mg / dl

Aumento: La *hipertrigliceridemia* (más de 200 mg/dl) se produce por consumo de alcohol, diabetes, déficit de insulina o exceso de aporte de grasas saturadas en la dieta.

Alto: 200 a 499 mg / dL

Muy alto: 500 mg / dL o más

También por:

Cirrosis o daño hepático

Dieta baja en proteínas y alta en carbohidratos

Hipotiroidismo

Síndrome nefrótico (un trastorno renal)

Deficiencia para controlar la diabetes.

Algunas drogas como los anticonceptivos, esteroides, diuréticos, etc. provocan un aumento en los niveles.

Disminución:

Los niveles bajos de triglicéridos pueden deberse a:

Dieta baja en grasa

Hipertiroidismo

Síndrome de malaabsorción. (El intestino delgado no absorbe bien las grasas)

Desnutrición.

TROPONINA

Las troponinas constituyen una familia de proteínas presentes en las fibras musculares esqueléticas y en las cardíacas. Existen tres tipos: troponina C (TnC), troponina T (TnT) y troponina I (TnI). Las troponinas contribuyen a regular la contracción muscular.

Dos de ellas, la TnT y la TnI, se encuentran tan sólo en el corazón y son cardioespecíficas. Están presentes en la sangre en cantidades muy pequeñas o indetectables. Cuando se produce una lesión en las células musculares cardíacas, estas dos formas de troponina se liberan hacia la circulación sanguínea. Cuanto mayor sea la lesión o el daño cardíaco, mayor será la concentración de troponinas cardíacas en la sangre. La prueba de la troponina mide la cantidad de troponina cardioespecífica de tipo I o de tipo T en sangre y presenta utilidad para determinar si una persona ha sufrido un infarto agudo de miocardio.

Para que se produzca la contracción muscular, la tropomiosina debe desplazarse para dejar libres los lugares de unión de la actina, y de esta forma, poder formar el complejo actina-miosina. Al tratarse de una proteína inactiva, no es ella misma la que realiza este desplazamiento, sino que la encargada de ello es la Troponina.

El médico ordenará este examen si se presenta dolor torácico y otros signos de un ataque cardíaco. El examen por lo regular se repite dos veces más durante las siguientes 6 a 24 horas. También se realizará si se padece angina de pecho.

Las troponinas han reemplazado a la isoenzima MB de la creatincinasa (CK-MB) como marcador biológico de preferencia para el diagnóstico de infarto de miocardio.

La prueba de troponina también se puede hacer para ayudar a detectar y evaluar otras causas de lesión al corazón.

Rango saludable:

Troponina I: menos de 10 µg/L

Troponina T: 0–0.1 µg/L

Aumento:

Un aumento en el nivel de troponina, incluso leve, por lo regular significa que ha habido algún daño al corazón. Los niveles de troponina muy altos son un signo de que ha ocurrido un ataque cardíaco.

La mayoría de los pacientes que han tenido un ataque cardíaco tienen aumento en los niveles de troponina al cabo de 6 horas. Después de 12 horas casi toda persona que haya tenido un ataque cardíaco tendrá niveles elevados.

Los niveles de troponina pueden permanecer altos durante 1 a 2 semanas después de un ataque cardíaco.

También:

Latidos cardíacos anormalmente rápidos

Presión arterial alta en las arterias pulmonares (hipertensión pulmonar)

Bloqueo de una arteria pulmonar por un coágulo de sangre, grasa o células tumorales (émbolo pulmonar)

Insuficiencia cardíaca congestiva

Espasmo de arteria coronaria

Inflamación del miocardio por lo regular debido a un virus (miocarditis)

Ejercicio prolongado (por ejemplo, debido a maratones o triatlones)

Traumatismo que causa daño al corazón como un accidente automovilístico

Debilitamiento del miocardio (miocardiopatía)

Nefropatía prolongada

Pruebas relacionadas:

La prueba se puede hacer junto con otros exámenes de marcadores cardíacos, tales como isoenzimas de la creatina-fosfocinasa o mioglobulina.

TSH

Hormona estimulante del tiroides

Esta hormona proteína es secretada por la glándula hipófisis y regula la glándula tiroides. Esta prueba, no obstante, puede variar según la hora del día, por lo que una sola medición anormal no siempre significa que hay un problema.   Además, los niveles tienden a ser mayores en las personas mayores, por lo que no es raro ver a las elevaciones leves en las personas mayores de 70 que no indican necesariamente un problema médico.

La prueba de TSH, se realiza con frecuencia junto con o antes de realizar una prueba de T4 o incluso de T3 y anticuerpos tiroideos (si se sospecha de una enfermedad tiroidea autoinmune relacionada).

Los análisis de TSH se utilizan para:

Diagnosticar un trastorno de la tiroides en una persona con síntomas.

Monitorear a los recién nacidos para el hipotiroidismo.

Monitorear a las personas con hipotiroidismo que se someten a una terapia de reemplazo de la tiroides.

Diagnosticar y controlar los problemas de infertilidad femenina.

Ayudar a evaluar la función de la glándula pituitaria (ocasionalmente).

Monitorear a los adultos con trastornos de la tiroides, aunque las opiniones de los expertos varían sobre quién puede ser más propenso a desarrollar la enfermedad y en cuál es la edad en la que puede comenzar.

Los signos y síntomas del hipertiroidismo pueden incluir:

Aumento de la frecuencia cardíaca.

Ansiedad.

Pérdida de peso.

Dificultad para dormir.

Temblores en las manos.

Debilidad.

Diarrea (a veces).

Sensibilidad a la luz, alteraciones visuales.

Afección en los ojos: hinchazón alrededor de los ojos, sequedad, irritación y en algunos casos, abultamiento de los ojos.

Los síntomas de hipotiroidismo pueden incluir:

Aumento de peso.

Sequedad en la piel.

Estreñimiento.

Intolerancia al frío.

Inflamación en la piel.

Pérdida de cabello.

Fatiga.

Irregularidad menstrual en las mujeres.

Puede solicitarse a intervalos regulares para controlar la eficacia del tratamiento, cuando alguien está siendo tratado por un trastorno tiroideo.

Rango saludable:

0,4 a 4,5 mU / L

El método ultrasensible consigue detectar niveles tan bajos de TSH como 0,1 mU / L

La secreción de TSH también puede ser modificada por otras hormonas como los estrógenos, los glucocorticoides y la hormona de crecimiento.

Aumento:

Glándula tiroides poco activa y raramente un resultado elevado de TSH puede indicar un problema con la hipófisis, como un tumor productor de niveles no regulados de TSH. Un valor elevado de TSH también puede ocurrir cuando una persona con un trastorno del tiroides conocido o si le han extirpado la glándula tiroides, está recibiendo muy poco medicamento de hormona tiroidea.

Se ha observado aumento en la secreción de TSH con somatostatina y disminución con opioides endógenos.

Disminución:

Glándula tiroides hiperactiva (hipertiroidismo) o cantidades excesivas de medicamentos de hormona tiroidea. En raras ocasiones, pueden indicar daño a la glándula pituitaria que le impide producir cantidades adecuadas de TSH.

El resultado anormal de la prueba TSH, generalmente debe ser seguido por pruebas adicionales para investigar la causa del aumento o de la disminución de TSH.

TRH

La TRH es un tripéptido que es liberado a la circulación porta-hipofisiaria. Una vez ahí, y a través de sus receptores TRH-R1 enriquecidos en la adenohipófisis, actúa sobre los tirotropos induciendo la liberación de tirotropina (TSH) o en los lactotropos estimulando la síntesis y liberación de prolactina. El tejido blanco de la TSH es la glándula tiroides donde induce la liberación de hormonas tiroideas: triyodotironina (T3) y tiroxina (T4).

Sistema TRH/TSH

El control hipotalámico de la producción de TSH está regulado por la acción estimuladora de la TRH y la inhibitoria de la somatostatina.

La acción de la TRH sobre la hipófisis es bloqueada por la exposición a hormonas tiroideas. Además de la liberación de TSH, en la hipófisis la TRH es un potente liberador de prolactina.

Las hormonas tiroideas ejercen un efecto de retroalimentación negativa sobre la producción de TRH.

Rango saludable

Basales

0-1 año: 1.36-8.8 uUi/ml

2-6 años: 0,85-6.5uUi/ml

7-12 años: 0,28-4.3 uUi/ml

Mayores de 12 años: 0.27-4.2uUi/ml

Prueba de estimulación con TRH

Mide la concentración de TSH (la hormona que estimula la tiroides) en sangre luego de una inyección endovenosa de TRH.

UREA/BUN (NITRÓGENO UREICO EN SANGRE)

El **nitrógeno de urea** en sangre (BUN) es un producto de la excreción del amoníaco formado a partir de aminoácidos y proteínas, producido en el hígado y que se excreta por los riñones.

El nitrógeno de la urea, que constituye la mayor parte del nitrógeno de la orina, procede de la descomposición de las células del cuerpo, pero, sobre todo, de las proteínas de los alimentos, siendo esta la causa principal del exceso o carencia. La orina normal contiene un 96% de agua y un 4% de sólidos en solución, de los cuales cerca de la mitad son urea. Dado que este proceso se produce de manera continua, queda siempre una cantidad estable, aunque pequeña, de urea en la sangre.

La mayor parte de enfermedades o situaciones que afectan al hígado o los riñones pueden potencialmente repercutir sobre la concentración de urea en sangre. Si la cantidad de urea producida por el hígado aumenta o si se excreta menor cantidad de urea por los riñones, entonces las concentraciones de urea en sangre aumentarán. Si una lesión o enfermedad hepática inhibe la producción de urea, la concentración sanguínea de la misma puede disminuir.

Rango saludable

10 a 20 mg / dL

Aumento:

Los valores altos pueden significar que los riñones no están funcionando tan bien como deberían. También por las dietas altas en proteínas y / o el ejercicio vigoroso que elevan los niveles.

Un número de medicamentos y una dieta alta en proteínas también pueden elevar los niveles de BUN.

La cantidad de urea se eleva en los estados febriles, leucemia, gota y en la diabetes.

Niveles aumentados de urea sugieren un deterioro de la función renal; pueden obedecer a lesión, enfermedad o fallo renal agudo o crónico. También puede ser debido a una disminución del flujo sanguíneo hacia los riñones, como por ejemplo en la insuficiencia cardiaca congestiva, en un shock, durante situaciones de estrés, después de infartos de miocardio, o como consecuencia de quemaduras severas; también se observa ante obstrucciones al flujo de la orina o en situaciones de deshidratación.

Disminución:

Por el embarazo.

Inflamación del riñón o trastornos del equilibrio ácido-base. No es muy común hallar concentraciones bajas de urea y, en caso de hallarse, suelen observarse en enfermedades hepáticas severas, en malnutrición, y a veces en individuos sobrehidratados (demasiado volumen de fluidos), aunque no se utiliza la urea para diagnosticar o monitorizar estas situaciones.

Pruebas relacionadas

Aclaramiento de creatinina, albúmina en la orina y cociente albúmina/creatina en orina, tasa de filtrado glomerular, urolitiasis. La urea se solicita frecuentemente con la creatinina cuando se sospecha de la existencia de problemas renales.

VCM (Volumen Corpuscular Medio)

Se refiere al tamaño de los glóbulos rojos.

Si los niveles de VCM no están dentro de los límites normales, eso no significa necesariamente que exista un problema médico que requiera tratamiento. La dieta, el nivel de actividad, los medicamentos, el ciclo menstrual de la mujer y otros factores, pueden afectar los resultados.

Rango saludable

97,9 fl

Aumento:

Anemia macrocítica, básicamente una carencia de ácido fólico y vitamina B12, así como alcoholemia o enfermedad hepática. Puede indicar producción ineficaz en la médula ósea, o pérdida de sangre reciente con sustitución por nuevas (y mayores) células de la médula ósea.

Un índice mayor de 95 fL advierte una macrocitosis, la cual consiste en un aumento del volumen de los glóbulos rojos.

Hipotiroidismo

La dieta, el nivel de actividad, los medicamentos, el ciclo menstrual de la mujer y otros factores pueden afectar los resultados.

Disminución:

Un índice menor de 80 fL advierte de una microcitosis, la cual consiste en una disminución del tamaño de los glóbulos rojos. Se observa en casos de anemias crónicas provocadas por una insuficiencia de hierro.

La anemia microcítica (suele ser debida a falta de hierro o un trastorno hereditario llamado talasemia).

Pruebas relacionadas:

VCM, CHCM, HCM y Hematocrito.

VLDL

Lipoproteína de muy baja densidad

Recientemente, muchos laboratorios han comenzado a informar sobre el colesterol no HDL, aunque siguiendo con la idea de que el colesterol HDL es beneficioso, y el resto no es beneficioso. El colesterol no HDL es una combinación de colesterol LDL y VLDL colesterol, y se calcula simplemente restando el colesterol HDL de los números totales de colesterol.   Como una herramienta de detección, puede haber ventajas al uso de colesterol no-HDL, tal como aparece a predecir el riesgo de enfermedad coronaria mejor que cualquiera de las pruebas de colesterol LDL calculado o directa.

Rango saludable

Su nivel de VLDL debe ser inferior a 30 mg / dL (miligramos por decilitro).

Como el VLDL y los triglicéridos están relacionados, se puede reducir el nivel de VLDL disminuyendo el nivel de triglicéridos.

Aumentado:

Un nivel elevado de VLDL puede estar asociado con un mayor riesgo de ataque cardíaco y accidente cerebrovascular

VPM (Volumen plaquetario medio)

El recuento plaquetario es una medida de la cantidad de plaquetas en sangre. Se considera normal 150.000 a 400.000 plaquetas por microlitro. Un recuento de plaquetas por encima o por debajo puede ser señal de algún problema sanguíneo o con la médula ósea dónde se producen las plaquetas y el resto de células sanguíneas.

El Volumen Plaquetario Medio no mide el número sino el tamaño de las plaquetas. Se basa en la medida del volumen de las plaquetas contenidas en una muestra y calculando su volumen medio. La medida del VPM puede poner en evidencia que existe algún tipo de problema antes de que el recuento plaquetario lo detecte y las dos pruebas combinadas se utilizan para el diagnóstico de varias enfermedades graves.

Rango saludable

El VPM considerado normal puede variar desde 5 a 15 fl (Femtolitro. 1 fl = 1 $\mu m3$ = 10-15 L). Esta medida por sí sola puede no ser muy útil y necesita ser evaluada en conjunto con otros datos para determinar si el VPM está en un Rango saludable: para un paciente determinado. Además, existen varias investigaciones que sugieren que el rango de tamaño saludable de las plaquetas puede variar según el origen étnico. Por ejemplo, las personas de origen mediterráneo suelen presentar un VPM superior a la media.

Aumentado:

Un VPM elevado significa que la sangre tiene mayor tendencia a coagular, lo que aumenta el riesgo de trombosis, accidente cerebrovascular y otros problemas cardiovasculares.

Disminuido:

Las personas con un VPM bajo pueden sangrar más fácilmente y el consumo de aspirina sería contraproducente.

Volumen Plaquetario Medio alto

El volumen plaquetario medio alto es común en pacientes con algunas formas de diabetes. Si el VPM alto se combina con un recuento bajo, es indicativo que se está produciendo destrucción de plaquetas por algún motivo, como trombocitopenia de origen inmunológico, preeclampsia (complicación del embarazo asociada a hipertensión) o un proceso inflamatorio derivado de una infección entre otros.

Un VPM alto con valores de conteo de plaquetas normal puede indicar que existe alguna enfermedad crónica, como leucemia mieloide o hipertiroidismo. Si se acompaña con un conteo alto es señal de que puede haber algún problema en la médula ósea que afecta a la producción de células sanguíneas.

Volumen Plaquetario Medio bajo

El VPM bajo asociado con un conteo bajo puede indicar alguna forma de anemia. También puede ser el efecto secundario de algunos tratamientos, como la quimioterapia contra el cáncer. Si se combina con un conteo normal puede señalar una insuficiencia renal crónica. VPM bajo y un conteo alto puede indicar infección, inflamación y también aparece en algunas formas de cáncer.

VSG (Velocidad de Sedimentación Globular)

Mide la velocidad con la que los hematíes se agregan y sedimentan en un tiempo determinado, si existe tendencia a formar acúmulos, controlándose la concentración plasmática de las globulinas y el fibrinógeno. Suele aumentar con la edad, la menstruación, el embarazo, las infecciones, los anticonceptivos o las anemias.

Se mide para detectar procesos inflamatorios, infecciosos, tumores, y para medir la evolución de las enfermedades crónicas.

Tiempo normal: varones1-13 mm/hora, mujeres 1-20.

Tiempo inferior: enfermedades hepáticas o renales, cardiopatías, o exceso de glóbulos rojos.

Tiempo superior: infecciones, inflamaciones, enfermedades reumáticas, alteraciones tiroideas o renales, anemia, embarazo, tuberculosis, artritis reumatoide o cáncer.

VITAMINA D

También conocida como: Ergocalciferol (vitamina D2), Colecalciferol (vitamina D3), Calcidiol y calcifediol (25-hidroxivitamina D), Calcitriol (1,25-dihidroxivitamina D)

La mejor manera de determinar si se necesitan suplementos es tener una prueba de la vitamina D, conocida como 25-hidroxivitamina D, después de ayunar durante 12 horas.

Rango saludable

30 a 74 ng / mL

Los especialistas en endocrinología establecen que existe un déficit de vitamina D cuando la concentración de 25-hidroxivitamina D es inferior a 20 ng/mL (50 nmol/L) y una insuficiencia de vitamina D cuando la concentración oscila entre 21 y 29 ng/mL (52.5 y 72.5 nmol/L).

Otros organismos concluyen que niveles de 25-hidroxivitamina D por encima de 20 ng/mL (50 nmol/L) son adecuados y compatibles con una buena salud ósea; valores superiores a 30 ng/mL no parecen traducirse en mejores efectos.

Sin embargo, existe controversia acerca de los niveles de 25-hidroxivitamina D que confieren protección frente a otros trastornos asociados al déficit de esta vitamina.

Aumento:

Se pueden observar concentraciones elevadas de 1,25-dihidroxivitamina D cuando existe un exceso de hormona paratiroidea (PTH) o en algunas enfermedades, como la sarcoidosis o algunos linfomas (en las que se puede producir vitamina D en otros tejidos además de los riñones). También, por ingesta excesiva de suplementos.

Disminución:

Concentraciones bajas de 25-hidroxivitamina D pueden sugerir que la exposición solar o la ingesta de vitamina D no son suficientes para satisfacer las demandas del organismo, o bien que existe un problema con la absorción intestinal.

Ocasionalmente, fármacos utilizados para el tratamiento de las convulsiones, particularmente la fenitoína, pueden interferir en la síntesis hepática de 25-hidroxivitamina D.

Pruebas relacionadas: Calcio, elementos traza, fósforo, magnesio, marcadores óseos, PTH.

VITAMINA B12

Nombres alternativos: La biosíntesis es llevada a cabo solo por bacterias, que por lo general producen hidroxicobalamina, pero la conversión entre las diferentes formas de la vitamina se logra en el cuerpo humano.

Una forma semisintética común es la cianocobalamina, la cual es producida a partir de la hidroxicobalamina bacteriana, que es luego usada en muchos productos farmacéuticos y suplementos vitamínicos, y como un aditivo alimentario debido a su estabilidad y menor costo de producción. En el cuerpo humano adquiere la forma de metilcobalamina, dejando tras de sí pequeñas cantidades de cianuro.

Muchos alimentos son fuente natural de B12 debido a la simbiosis bacteriana bacteriana, por lo que la creencia de que necesitamos carne para asegurarnos nuestro suministro, no es cierta. Aunque se trata de una vitamina hidrosoluble, el hígado humano es capaz de almacenar cantidades suficientes, una vez que se ha sintetizado a partir de la flora intestinal, el factor intrínseco y el oligoelemento cobalto.

Rango saludable

Los valores normales son de 200 a 900 picogramos por mililitro (pg/ml).

No hay que comer ni beber nada durante aproximadamente 6 a 8 horas antes del examen.

Ciertos medicamentos pueden afectar los resultados de este examen, entre ellos: colchicina, Neomicina, Ácido paraaminosalícilico, Fenitoína

Aumento:

El aumento en los niveles de vitamina B12 es poco común. Por lo regular, su exceso se excreta en la orina.

Ciertas enfermedades pueden incrementar el nivel de vitamina B12, como la cirrosis y la hepatitis, los trastornos mieloproliferativos (por ejemplo, policitemia vera y leucemia mielocítica crónica)

Disminución:

Medicamentos inhibidores de la bomba de protones (IBP) que funcionan al reducir la cantidad de ácido gástrico producido por glándulas en el revestimiento del estómago.

Insuficiencia de vitamina B12 en la alimentación (poco frecuente).

Enfermedades que causan malaabsorción como, por ejemplo, celiaquía y enfermedad de Crohn.

Carencia del factor intrínseco, una proteína que ayuda al intestino a absorber la vitamina B12.

Producción de calor por encima de lo normal (por ejemplo, con hipertiroidismo).

Embarazo.